文經社

文經社

文經社

文經社

文經家庭文庫
71

# 10分鐘保健康

吳建勳 著

文經社

文經社的徽記是
「播種者」。
播種者的精神是：
「流淚播種的，
必歡呼收割」。
我們以此自惕，
也和讀者共勉。

# 致讀者

親愛的朋友：

身體要健康，最好是平常注意保養，起碼包括：

1.注意飲食：了解自己體質，營養均衡，不要暴飲暴食，多吃蔬菜、瓜果豆類，少油鹽。每天順利排便。

2.適量運動、散步（最好到流汗程度。洗溫水澡後平躺片刻再用餐）。

3.足夠的休息、睡眠和休閒。

4.情緒開朗：不生氣，不憂慮、不焦急。

5.過規律的生活，起居有節度，最好有點時間曬曬太陽。

閱讀文經社的家庭健康叢書，能豐富保健知識，益己益人。但萬一有疾病，仍應就醫為宜。對不正常出血、減重、酸痛感、分泌物變色、硬塊等宜留意。

我們的建議，都是出於關心您和家人的健康。

文經社 敬啟

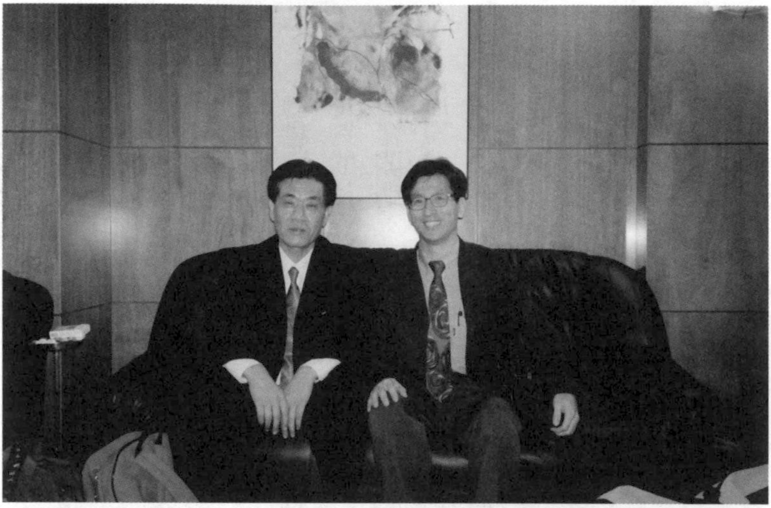

作者吳建勳（圖右）與中國中醫研究院副院長李維衡先生（圖左）交流醫療心得並合影。

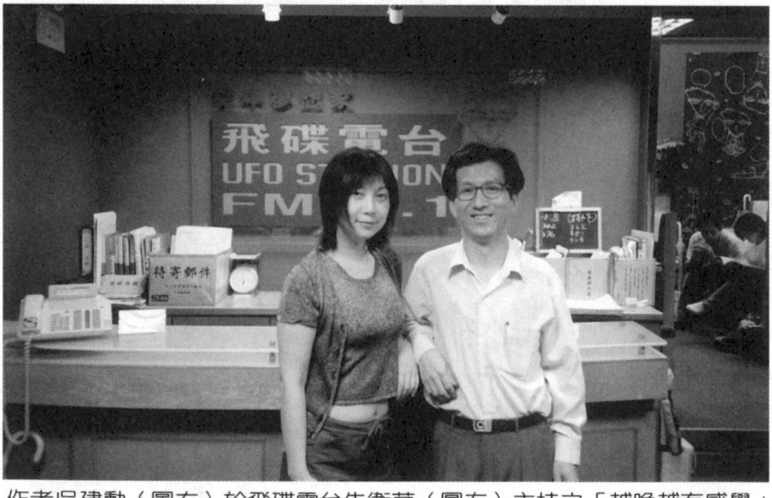


作者吳建勳（圖右）於飛碟電台朱衛茵（圖左）主持之「越晚越有感覺」節目中擔任健康單元主講人，聽衆反應熱烈！

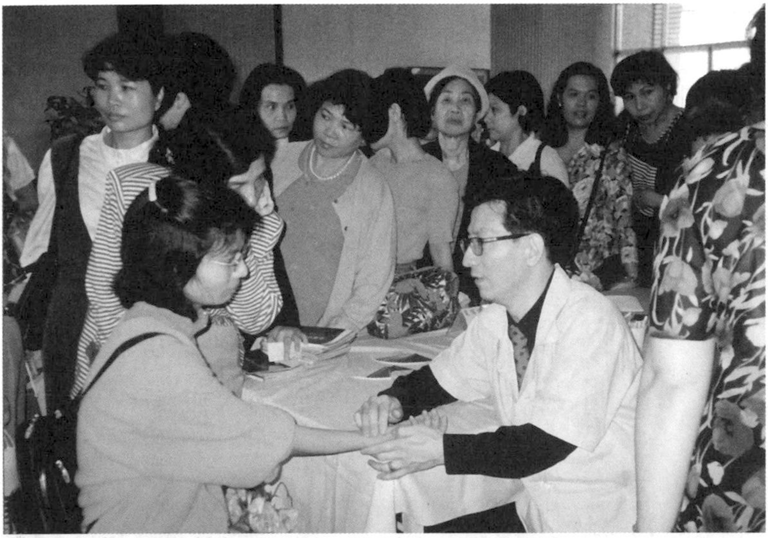

吳建勳中醫師應中廣「四神湯」節目之邀舉辦義診，求診者絡繹不絕！

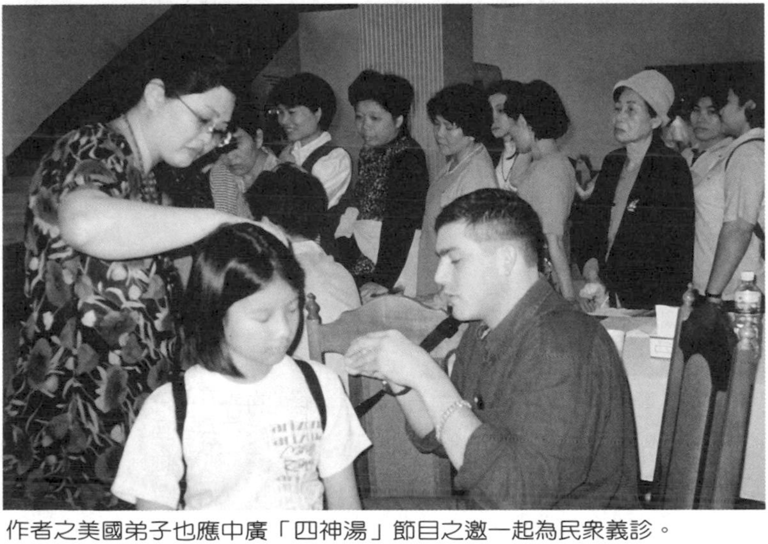

作者之美國弟子也應中廣「四神湯」節目之邀一起為民眾義診。

# 自序——如何利用十分鐘掌握健康？

自87年11月寫了「30分鐘快速減輕病痛」之後，連續上了飛碟「越晚越有感覺」、中廣寶島閩南語網「四神湯」、全民「健康早安」、台北之音「台北一上午」、警廣交通台「空中讀書會」及復興等廣播電台，接到全國許多讀者及聽眾的來函與電話，詢問更多各式各樣的健康問題，尤其婦女朋友們，更是有著許多的難處與不舒服，因此我趕緊又寫下這本「10分鐘保健康」一書，俾能讓每一個家庭、每一個人，在遭遇各種病痛，或養生疑問時，能馬上知道應該怎麼辦。

突然不舒服的時候，您可以做什麼？不方便就醫時，您可以做什麼？送醫途中，您還能做什麼？就醫之後，您又能做什麼？服藥或手術後，您可以用什麼方法加速痊癒？如何消除每天的疲勞？相信大多數的人都是知道的不深入或僅一知半解，事實上有很多「簡便有用」的方法，可以幫助您自己或是您的家人、朋友重獲健康。

出版這本「十分鐘保健康」，大致上每一篇都言簡意賅、易懂易做，其用意是為了讓忙碌慵懶的現代人，不管是上班族或青少年學生，即使再沒有時間，也可利用短暫的十分鐘空檔，從本書中獲得一些健康的訊息，和自我調整的知識和動作，來快速減輕各種病痛，所謂小知識大妙用，不但能幫助自己，也可輕鬆地幫助您的家人和朋友，讓每一個人可以活得更健康、活得更舒服！

此外，本書亦得到不少張步桃老師的指點，使本書內容更形精彩，在此特別致上萬分的感謝。

# 目次

## ◎心理情緒、睡眠……169



## ◎日常保健……176



## ◎氣色診斷……198

◎其他……204

10 minutes

# 1

# 常見疾病自我調整法

常見疾病自我調整法

# ◎頭部、眼部相關疾病

## 頭痛

頭痛是一種很明顯的自覺症狀，很多疾病都可以引起頭部的不舒服，但往往無法找出真正的發病原因。頭痛時可用「熱檸檬茶」來緩解，取新鮮檸檬（皮愈綠愈佳）切一薄片，放些鹽巴約一公克，沖熱開水一杯，趁熱喝。續杯時不用再加鹽巴。

另外可用力按摩雙手的虎口、雙腳的腳趾尖、印堂穴（左右眉毛的中間）、太陽穴（注意此穴不在最上側的額角，而是在眉毛尾端與眼尾交叉處），及後腦突出的骨頭（枕骨）。

頭痛按摩穴道部位

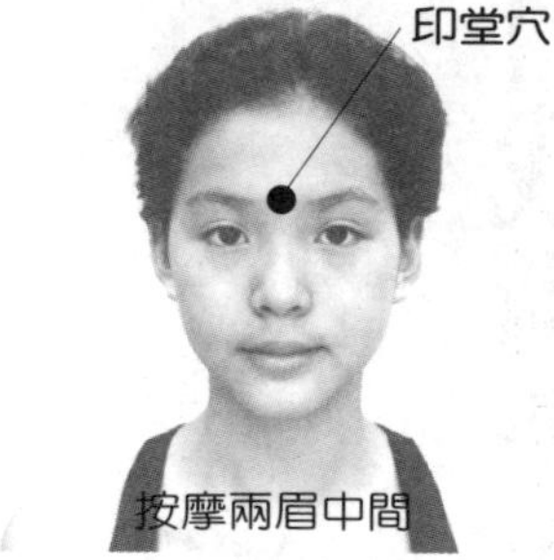
印堂穴
按摩兩眉中間

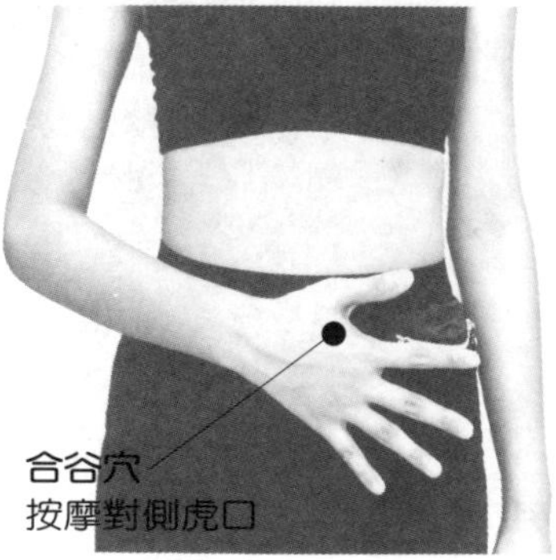
合谷穴
按摩對側虎口

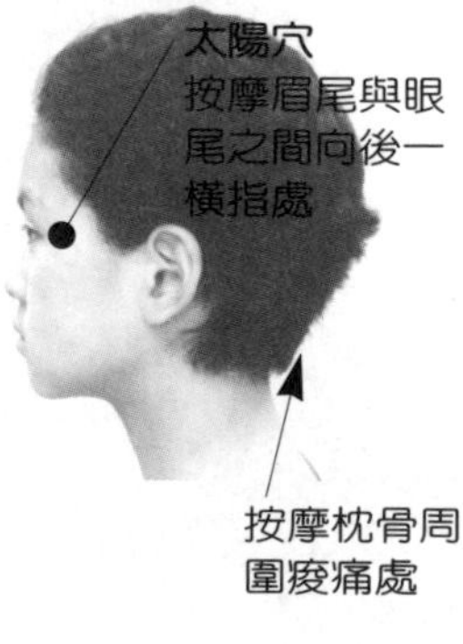
太陽穴
按摩眉尾與眼尾之間向後一橫指處
按摩枕骨周圍痠痛處

## 風一吹就頭痛（月內風）

不論在室內或室外，儘管身材看起來肥胖或壯壯的，但身體卻好像弱不禁風的林黛玉，風一吹到頭部，就開始不舒服、頭痛、頭暈或流眼淚，這多半是因為剛生產完時，醫院冷氣太強，或做月子時，洗頭沒有趕快吹乾，或洗太頻繁，使得風寒侵入頭部筋脈所致。由於產後人體身子骨最鬆懈，風邪容易侵入最深層的部位，老一輩的人稱為「月內風」，此種頭痛不容易

月內風氣功療法

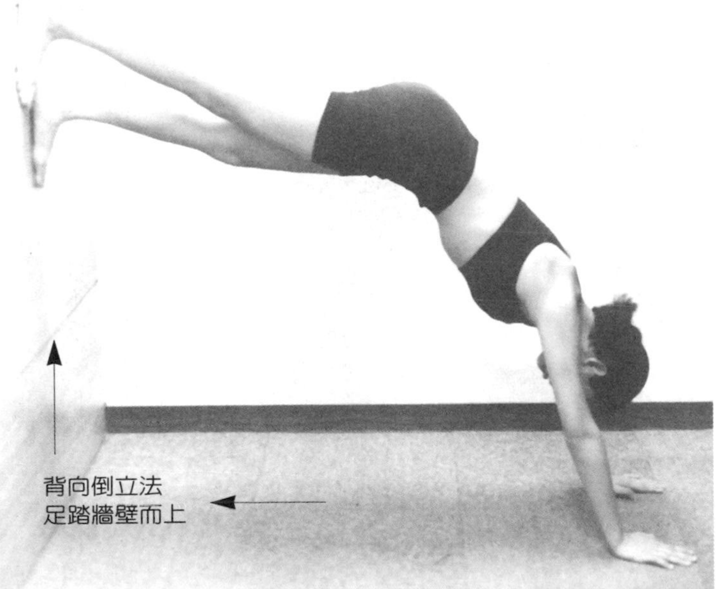

完全痊癒，多半反覆發作，經年累月，不勝困擾。

建議連吃七次薑母鴨，每隔一天的下午三點～五點之間吃一次，並且每天早晚各做三分鐘「背向倒立」運動。薑可驅除風寒，鴨肉可滋陰補血（嘴巴紅色的紅番鴨最佳），倒立可使腦部深層微細血脈活動起來，如此一來腦中深處的風邪、寒邪就可徹底清除。此種食療與運動有時可能比長期吃藥打針，來得安全有效，值得一試。

**倒立方法：**

「背向倒立」看起來很困難，實際上做起來很容易。首先背對牆壁，向前彎腰，把雙手撐在地上，然後將雙腳逐步「倒

**背向倒立法**
足踏更高的牆壁，手往牆壁走近。

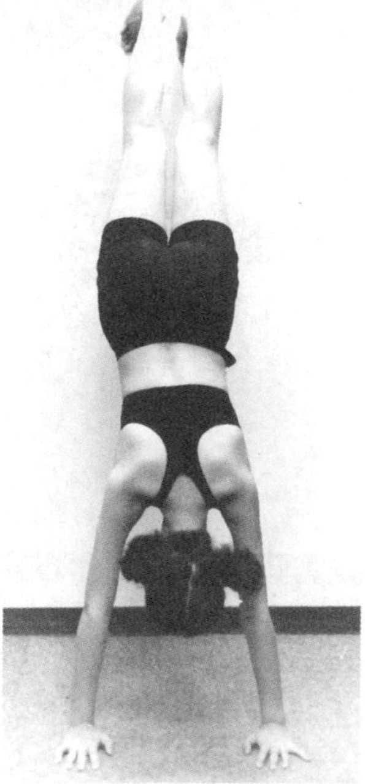

**背向倒立法**
手更走近牆壁，使身體幾乎與牆壁垂直。

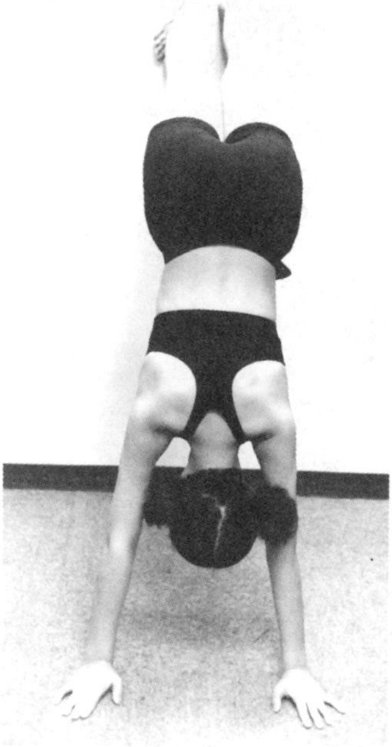

走」上牆壁較高的地方，再移動雙手靠近牆腳，使身體接近「垂直」，然後保持此姿勢三分鐘以上。

倒立時間依個人身心狀況而定，初練者不可倒立太久（超過三分鐘），也不用太垂直，以免氣血衝得太猛而難過；熟練者可加長倒立時間，但也不要超過十分鐘。練完時雙手移向前方，讓雙腳慢慢走下來；熟練者可直接一個前滾翻，接著馬上站起來。

特別注意在練習時，需墊上厚的塑膠墊在地上，大約鋪上一個榻榻米寬的地方，以策安全。若有高血壓、心臟病或臉紅脖子粗的人，倒立不可超過三分鐘。

## 頭部出血

出外郊遊或家居生活，頭部不慎摔傷或受到撞擊引起出血時，除了迅速包紮傷口外，可在兩邊耳朵的外耳門前方（耳珠斜上方），摸到一個明顯的脈搏跳動的地方（顳淺動脈搏動處），在此用力按壓幾分鐘，能有效地幫助頭頂部及頭側面的出血停止，對於身在野外、就醫前，是頗為有用的手法。

頭部出血按摩穴道部位

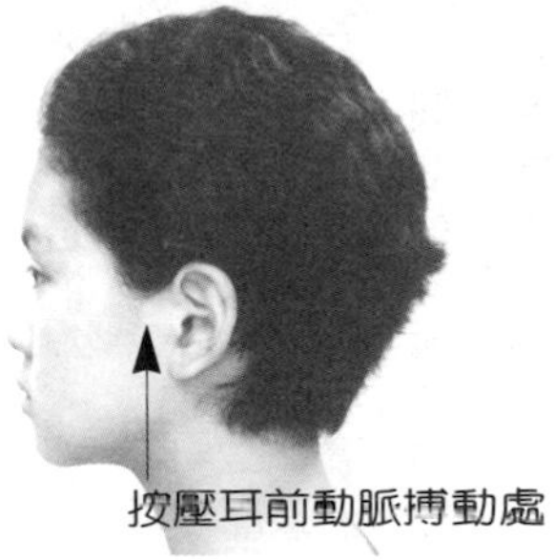

## 黑眼圈

黑眼圈的發生，除了大家常拿來揶揄對方——「房事太多、縱慾傷腎」引起以外，其實還有幾個可能原因。一為久坐、常常腰酸背痛、坐骨神經痛的人，其脊椎及下腰部的循環不佳所造成；二是婦女朋友的月事不調引起，如子宮寒冷、子宮壁剝落不完全、微小血塊瘀積等；三是長期晚睡、熬夜工作的人。千萬不要競買昂貴的化妝品來塗抹，對症下藥，才是根本。因此不妨多吃蓮藕茶來去瘀生新，並在每日睡前，同時以左右手一前一後按摩下腹部及腰椎十分鐘，慢慢就可減輕黑眼圈的症狀。

## 口眼喎斜

如果長期勞累，工作或睡覺時經常讓電風扇直貫身上，或24小時吹冷氣，結果有一天睡醒時，臉部麻木鬆弛，額紋消失，眼睛不能完全閉起來，容易流淚，人中溝平坦，嘴巴歪一邊，口垂且會流口水，不能蹙額皺眉、聳鼻、示齒、鼓腮及吹口哨，此乃「口眼喎斜」（顏面神經麻痺，俗稱小中風。）

口眼喎斜按摩穴道部位

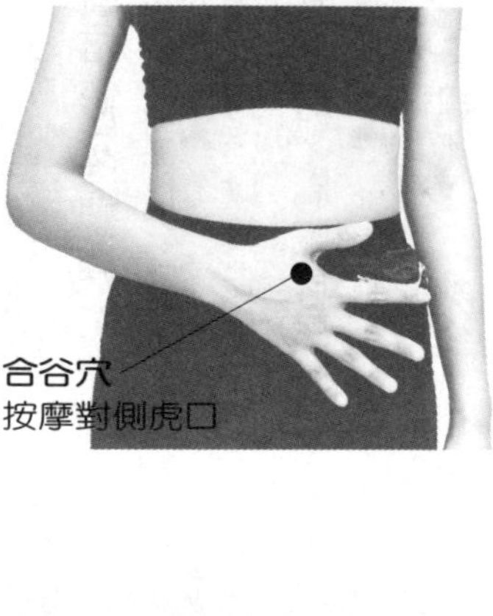

除了就醫外，宜多按摩兩手的虎口、後腦袋枕骨下方各凹陷處、臉頰各骨骼凹陷處，及耳垂正後面的凹陷處，按時要集中您的精神和力氣，會有很酸的感覺，並多吃燉鱔魚湯，來祛風散寒及疏通經絡。

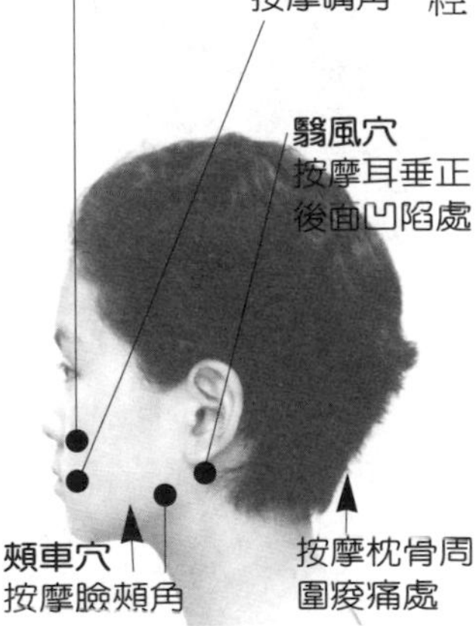
按摩臉上骨
骼凹陷處
地倉穴
按摩嘴角
翳風穴
按摩耳垂正
後面凹陷處
頰車穴
按摩臉頰角
按摩枕骨周
圍痠痛處

## 目視不明

現代人看電視和使用電腦機會太頻繁，導致視力衰退的很快，常常會感到眼睛模糊、酸澀，此時可到中藥房或草藥店購買乾的桑葉一斤（新鮮的桑葉也可以），每次用手抓一大把（約二、三兩重），就能煮成一大鍋，煮好的水會呈現像茶的顏色，有自然的清香且有潤滑明目的作用。將桑葉茶的渣滓瀝乾淨，用來清洗眼睛，先燻後洗，每星期趁溫熱時燻洗二次，洗到眼睛恢復正常後，減少至每個月洗一次保養即可。假如讀者不敢直接洗眼睛，僅利用剛煮好的桑葉茶蒸氣來燻眼睛，一樣有用。

中醫學研究認為「桑葉」乃桑科植物桑Morus alba L.的葉，性味苦甘寒，能祛風邪、清熱、清肝、明目及涼血降壓。古時候的人非常重視眼睛的保養，通常還會選擇特定的日子，採集桑葉和洗眼睛。例如在每年陰曆五月五日、六月六日或立冬日所採到的為上品，然後加以曬乾，保存備用。

另外一個方法是用青皮五錢（可到中藥房購買）來燻洗，在每年陰曆的正月初三、二月初四、三月初四、四月初九、五月初五、六月初四、七月初三、八月初九、十月初二、十一月初八及十二月二十四日的當天早中晚各洗燻一次眼睛。此法傳自道家養生之術，常洗的人從年輕到老年，不但目光銳利，也鮮少目疾。即使是肝虛雙目不明者，洗至年餘，也恢復光明。但是使用者在平日必須養心靜氣，切忌發怒及煩惱，否則前功盡棄。

中醫學研究認為「青皮」為芸香科植物橘Citrus Reticulata Blanco的幼果或未成熟果實的外層果皮，其性味苦辛溫，能疏肝理氣及散結化滯，用它來燻洗眼睛，確能得到良好的效果。

## 眼睛紅腫

假如您的眼睛常常血絲多且腫，眼屎多，頭暈頭脹，早晨起來又覺得嘴巴苦苦的，喉嚨乾乾的，小便顏色很濃很黃，大便也不順暢，舌頭紅又有黃苔，脈搏跳得快又緊，這種現象中醫稱為「肝膽熱盛的目赤腫痛」。

應早點上床睡覺，多喝菊花茶或決明子茶，清熱明目和疏泄肝膽的亢進，並按摩眉毛內側盡頭、下眼眶外角、後腦枕骨周圍及眉毛的中點等區來改善。

眼睛紅腫按摩穴道部位

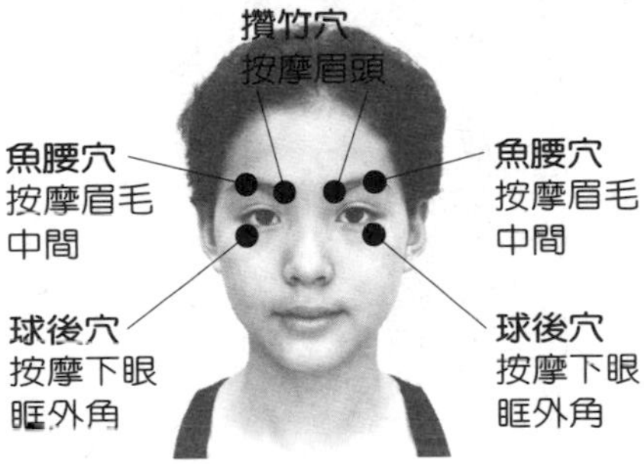
攢竹穴
按摩眉頭
魚腰穴
按摩眉毛
中間
魚腰穴
按摩眉毛
中間
球後穴
按摩下眼
眶外角
球後穴
按摩下眼
眶外角

# ◎耳、鼻、喉相關疾病

## 久咳、咳血

感冒中，若一不小心吃了冰冷、辛辣或油炸的食物，如西瓜、葡萄柚、冰淇淋、炸雞、麻辣火鍋等，結果變成難纏的咳嗽，往往拖的很久，甚至咳一～二個月，咳的痰中都有些血絲，怎麼吃藥都吃不好。

此時，不妨用一根洗淨的蓮藕，先在煮沸的水中燙個三分鐘，再切成小塊，加些冷開水，放入果汁機打成汁，去渣，再加些蜂蜜喝。因「生的蓮藕」性質甘寒，能涼血止血、除熱清胃，所以可治吐血、口鼻出血、產後血悶和醒酒。

另外，久咳的人，可早晚吃一碗「蓮藕粉」來強化氣管、修補潰瘍，使「痰」容易聚成球塊狀，順利咳出。蓮藕粉性味甘溫，不會太涼，但大多數的人都不知道怎樣做藕粉，才不會結塊又好吃。首先需選擇很小塊、很小塊淡粉紅色形狀的藕粉，太紅或太白的，多半成分不良。用冷開水將碗中一大湯匙的藕粉，調成均勻的糊狀後，再放到微波爐裡大約一分鐘（各廠牌的時間稍有不同），再加糖，就變成大小朋友都喜歡吃的

QQ藕凍了。

如果家裡沒有微波爐，需用最少的冷開水（約二湯匙），將碗中一大湯匙的藕粉，調成均勻的糊狀後，再放入剛燒開的水，才沖得開。

另外，將一碗的藕粉放入15人份大鍋中，加水八分滿去煮（需不斷的攪拌，才不致於燒焦或結塊。），再加些貳號赤砂糖，就變成了通血脈又可口的蓮藕茶。

## 昏倒及鼻病可壓鼻尖

鼻尖正中乃是針灸督脈之「素髎穴」，用力按壓此穴幾次可解除昏厥、鼻塞、流鼻血的狀態，每天按摩亦可改善鼻炎、鼻蓄膿及酒糟鼻（飲酒太多導至鼻尖紅糟）等慢性病。

黑龍江省佳木斯市永紅區衛生局中醫師王旭新臨床認為素髎穴，對於高血壓、肝陽上亢（肝壓高亢）、心血瘀阻及痰火阻塞等所引起的腦血管疾病，深具療效。病人危急時在此穴深刺放血三～五滴，不但不會傷到內層重要臟器，而且療效迅速，有醒神開竅、化瘀通絡及降火熄風之功效。讀者平日不妨時常指壓此穴，使頭腦清明及鼻道順暢，有助工作效率與健康。

昏倒及鼻病按摩穴道部位

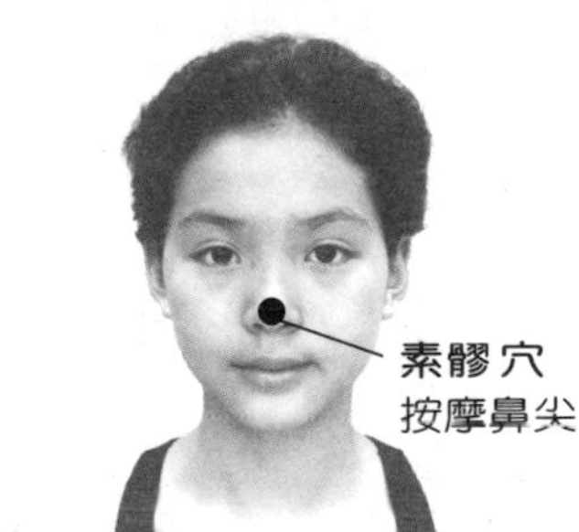

## 流鼻血怎麼辦？

流鼻血的時候，乍看之下挺嚇人的，甚至有人一見鮮血，就馬上暈了過去。其實，流鼻血是身體的一個自然反應，當體內上焦的火氣過多時（橫膈膜以上到頭頂的微循環之能量），體內的防禦調節系統，會藉由鼻孔宣洩能量，以免造成發燒或發炎太過。

可以立刻用力按壓中指或無名指最下面那一節的側面部位，鼻血便會迅速停住，但需記得要相反操作，如右鼻孔流血，則按壓左手無名指根部側面。倘若還是止不住，可立即在頭頂心拔三四根頭髮，宣洩火氣，就可安然無恙。

另外可到中藥房購買藕節二兩、白茅根二兩、元參五錢、地黃五錢及仙鶴草五錢，用七碗水煎成三碗水，分三次飯後服下，連續三天服用，即可治好流鼻血的症狀。

也可用一個白蕃薯，削去皮，切成小塊，加入500西西的冷開水，打成液體，然後濾掉渣滓，再加入蜂蜜，變成好喝的果汁，每天早晚各一杯，連續三天，即可改善。尤其夏天可多喝幾次，流鼻血的情況便會愈來愈少。比起其他苦藥，這個方法多半小朋友較能接受。

若有機會也可向農夫要或買一把約三四寸的「秧苗」，稍為清洗一下，亦加入500西西的冷開水，然後以小火燉，等煮沸時再煮三分鐘，喝的時候需溫溫的喝，不要涼了再喝。此法可確實鞏固鼻膜，維持較久的時間不流鼻血，甚至達數年之久。

## 穿涼鞋減少鼻過敏

現今少年喜歡耍酷，老是央求父母買名牌運動鞋，不管有沒有體育課，「每天」總是穿同一雙鞋子，把自己的腳包得緊緊的，一點也不透氣。

殊不知這樣一來，鞋裡永遠潮濕悶熱，不僅滋長細菌黴菌，也容易得到香港腳，並且會讓鼻子過敏的情形惡化，因為腳尖部位是鼻腔的反射區，只要此區保持乾燥清爽，鼻過敏的症狀就會立刻減緩。建議您每天換穿不同的鞋子，千萬不要每天穿同一雙鞋，要使鞋子、腳底都有時間透氣，或者乾脆穿著涼鞋，那會更健康。

## 鼻乾痛

天氣較為乾燥時，許多身體熱脾氣急的人，或素有胃火便秘者，或經常吃炸的、烤的及餅乾的人，常會有鼻子乾痛的現象，往往會忍不住想去摳它，結果常常造成流鼻血，很不舒服。

有的人就會去擦凡士林或涼涼的軟膏和精油，問題是這一類軟膏多半含些許的礦物或揮發性物質，容易阻塞毛細孔或蒸發皮膚的保濕，剛擦的時候好像比較舒服，但使用久了反而更乾痛。建議多吃些能「潤燥」的食物，如白木耳百合蓮子湯、溫的金棗茶、溫的楊桃汁、燒仙草、蜂蜜及甘蔗等，並多喝水及保持每天的排便暢通。

## 鼻塞、鼻過敏

天氣變冷了，許多人鼻塞、鼻涕流個不停、鼻過敏等現象犯個不止，即使就醫服藥後，情形並未如預期那麼快就能改善，實在令人難過。建議除了少吃油炸的食物和冰冷的飲料以外，有幾個小動作可以有效幫助。

一是一大早起床穿好衣服後，馬上用您的腳尖連續走路三～五分鐘，走的時候雙手要一直舉高；二是不斷用雙手擦熱後腦，因為後腦及腳尖部位都是鼻腔的反射區，只要此區的循環佳，鼻子惱人的症狀就會減輕。另外記得外出的時候，要戴上帽子及圍巾，因為根據科學家的研究，人體體內的能量有一半是從頭及脖子發散掉，保護好頭及頸部，抵抗力就不會急遽衰退。

## 異物梗塞喉嚨急救注意

遇到溺水者或吃東西噎住的人，異物梗塞喉嚨且呈半昏迷狀態，千萬不要想用手指去撥開梗塞物，因為此時患者多半缺氧而頭腦不清，假如直接用手去撥弄，容易被當下意識不清楚的患者，咬斷您的手指頭。所以最好是用筷子包上幾層紗布來探撥嘴裡的異物，以策安全，然後再用心肺復甦術或異物梗塞處理法來急救。

## 喉痛——扁桃腺發炎

時常喉嚨痛、扁桃腺發炎和喉部覺得不清爽的人，除就醫服藥之外，不妨試試「抬頭望青天」的氣功動作，簡單有用。坐著或站著均可，仰頭將下巴向左上方抬高，同時鼻子不斷緩緩吸氣，此時您的胸瑣乳突肌及頸根周圍，會被拉扯得有些痠痛，但會作用到深層的喉嚨、扁桃腺等，頭低下時以嘴巴緩緩吐氣。

然後再仰頭將下巴向右上方抬高，同時鼻子不斷緩緩吸氣，再低頭吐氣。如此重複幾次，就可減輕不舒服的症狀，倘若常常做，不僅可強化喉部的抵抗力，還可消除頸部的疲勞。

扁桃腺發炎、喉嚨痛的人，連吞口水都會不舒服，非常痛苦。可用清涼的油類，如萬金油、綠油精、保心安油、紅花油及荳蔻油等，塗抹在頸部的兩側，然後以雙手的手指，同時由耳朵後面向著下巴方向，按摩脖子側面，按摩時保持由上往下單向按摩（不可來回按摩），每次按摩五分鐘，每天四次（飯後及睡前各一次）。此法可快速減輕喉嚨疼痛，平常多做亦可預防扁桃腺炎的發生。

### 喉痛、扁桃腺發炎氣功運動

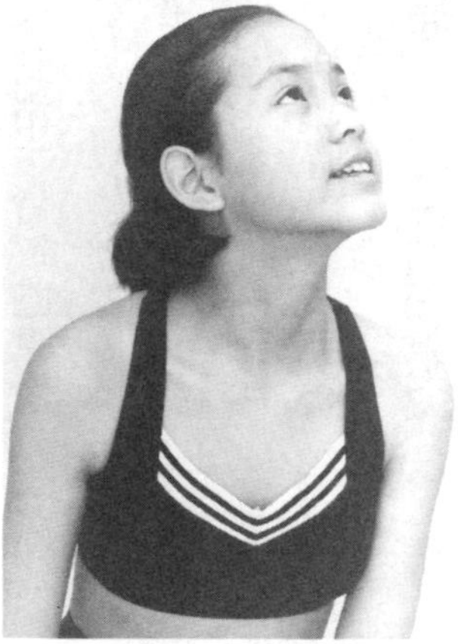

「抬頭望青天」
──吸氣、仰頭，將下巴向左上方抬高。

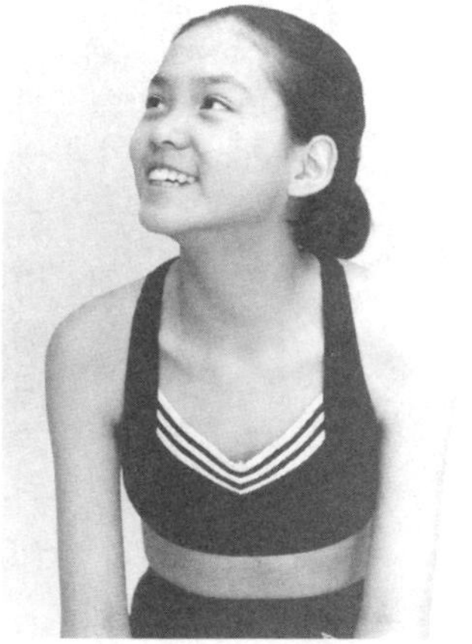

「抬頭望青天」
──吸氣、仰頭，將下巴向右上方抬高。

### 喉痛按摩穴道部位

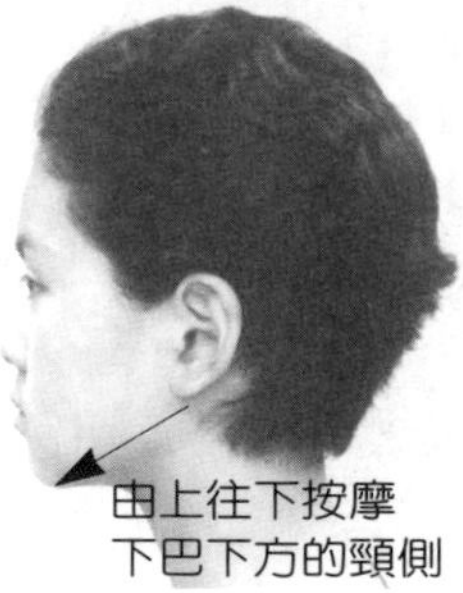

## 感冒喉痛時勿喝薑湯

感冒的時候，大家總喜歡先用「紅糖薑湯」來治療，那是因為薑中含有一種「薑辣素」，會使心搏動加速，血管擴張，血液流動變快，使全身產生溫熱的效應。也使得流到皮膚的血液增多，毛細孔因而張開出汗，把病毒排出體外，所以薑有祛寒、發汗、除濕、增溫及活血的功能；而紅糖，味甘，性溫，能緩解疼痛、行血與活血，因此紅糖薑湯可以有效的緩解流鼻水、頭重和全身酸痛。

但如果已有喉嚨疼痛的症狀，那就不適合食用。因為喉痛表示組織已有潰瘍發炎，而薑性辛溫，恐會加重病情（加重發炎的狀態）。此時應當用濃鹽開水，每隔半小時或一小時漱口、喉嚨一次，即可減輕喉嚨發炎的程度，加速痊癒。

## 喉片清涼潤喉

喉片通常有清涼潤喉的作用，所以喉嚨不舒服或聲音沙啞的人，往往喜歡買一罐喉片、喉糖，來試著減輕自己的症狀。有的人甚至於整天或每天含著喉片，心想來個急速痊癒。問題是如果您「不斷地」含著此類喉片，反而由於其中所含的芳香辛涼的成份，會把口腔、鼻腔內黏膜的水分、潤滑物質給蒸發乾淨，或引起氣管收縮太過，或胃神經痙攣，因而導致失聲、久咳或胃痛腹瀉等。建議在飯後偶爾含一次，就已足夠。

## 喉痛聲啞失音

當我們感冒的時候，喉嚨常會覺得緊緊的，甚至於喉嚨「腫痛」，痛到不能講話發聲，若您已用了很多種食療方法，都沒有效果時，可以使用中國傳統老藥方「麥門冬湯」來恢復聲音。可到中藥房買麥門冬五錢、粳米二錢半、半夏二錢半、紅棗二錢、西洋參一錢、甘草一錢、山豆根一錢、射干一錢、馬勃一錢，用六碗水煮成三碗，每餐飯後喝一碗，連續喝三天以上，就可很快改善。

## 喉中老是覺得有痰

假如您並未感冒，但喉中老是覺得好像有一樣東西，卡在當中，吞之不下，想吐又吐不出來，似有痰又沒痰，即使上了醫院檢查，也查不出個所以然來，非常令人困擾。

這個現象中醫叫做「梅核氣」，意思是說好像喉嚨當中，有一個梅子的核梗在那裡的意思，主要是因長期精神鬱悶及壓力，引起「肝機能異常」，影響膽汁分泌失常及喉嚨、食道、胃腸等的蠕動，以致喉中不清爽。

找出「鬱卒與壓力」來源，將它疏導開來，並在每一餐的飯後，吃一～二顆黃色的蜜餞橄欖或醃漬的紫蘇梅，就可解決這個惱人的小毛病。

## 久咳不止

假如您的咳嗽幾星期都沒有改善，有很多白色的黏痰，胸腹部覺得悶悶的，食慾不振，脈搏滑而弱，且有白色滑膩的舌苔，此乃「痰濕阻肺」引起的內傷咳嗽。

除了就醫服藥外，可用拳頭下緣肥肉，輕輕敲擊胸部外上方靠近肩膀的大凹陷窩（左右邊各有一個，在鎖骨下面的大凹陷處）、膝蓋內側、腳底內側面及小腿外側中間部份等，來健脾益肺、降逆止咳。

**久咳不止按摩穴道部位**

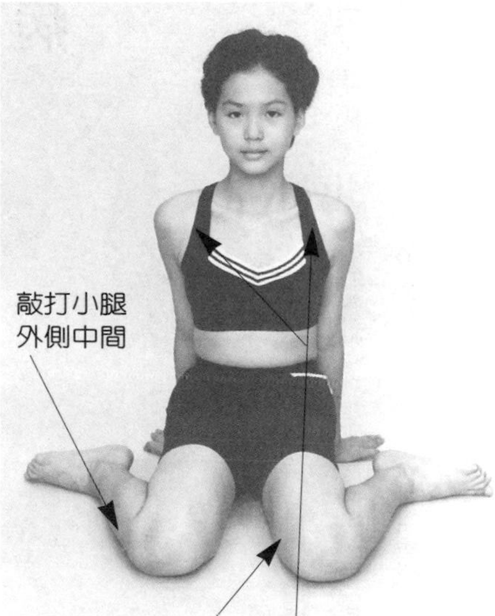
敲打小腿
外側中間
敲打膝蓋內側
用拳頭下緣輕輕敲
擊靠近肩膀的大凹
陷窩（左右邊各有
一個，在鎖骨下面
的大凹陷處）

# ◎飲食消化相關疾病

## 另類牙痛

假如您的牙痛不是因為蛀牙引起，那多半是平日嗜食辛辣和重口味的食物，導致胃中積熱，口乾口臭，便秘，引起齒齦紅腫熱脹痛，其舌頭乾燥且有黃苔，脈搏跳得快又有力，此乃「胃火牙痛」。

宜重壓按摩兩手的虎

牙痛按摩穴道部位

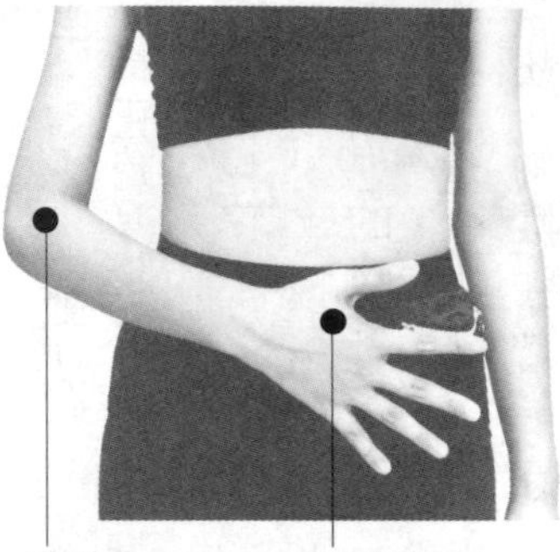
曲池穴
按摩肘橫紋與肘尖之間
合谷穴
按摩對側虎口

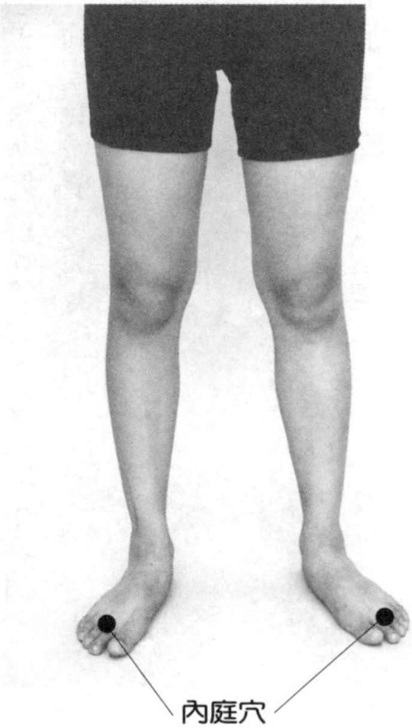
內庭穴
按摩腳背第二、三趾之間

口、肘關節、第二、三腳趾根交叉處（腳背上），及臉頰邊緣（耳珠前面的各個骨骼凹陷處），並喝苦瓜茶、決明子茶、現打葡萄柚汁、椰子汁等，來清胃瀉火。

## 拔牙後疼痛

一般拔牙後，較容易口臭難聞，但須記得六小時內不可漱口，二十四小時內不可刷牙，以免傷口惡化。此時牙齦或耳際常會持續一星期多的腫痛，使人無法好好吃睡，痛苦難當。對於西藥過敏或不適應西藥的人，沒辦法服用消炎鎮痛藥，更是不知如何是好。此時不妨嘗試傳統中藥煎劑「甘露飲」，連續喝三～五天，療效頗佳。

## 便祕的食療

久臥病床的人，如肝病、癌症、中風患者等，由於長期服用多種藥物治療其病痛，而這些藥物往往會擾亂腸胃的蠕動功能，導致排便困難，影響日常生活至劇。

這時候我們可多給予黑棗（乃是加州梅Prunes，不是中藥所用的黑棗），此種可在超市買到去籽的黑棗，性質軟滑容易入口，又不會太甜，含有豐富的維生素A、鉀、鈣、鐵等，且是一種「高纖」果子，能有效幫助排便。沒力氣咀嚼的病人，可用此種黑棗加水打成果汁來喝。青少年功課繁重引起的便秘，每天也應多吃幾顆。

## 大便不順

如果常常便秘，或者當吃壞肚子，腹痛如絞，想拉肚子，卻又嗯不出來時，走也不是，不走也不是，這時候該怎麼辦？

可以用力按壓自己身上幾處可調整腸胃的反應區：1.肚臍的左右兩側，大約自己三個手指寬的地方、2.按壓下眼眶的中點位置、3.內眼角的眼窩、4.手掌掌根。我們的腸子彎彎曲曲，糞便很容易囤積在轉彎的地方，所以記得每個反應區都要用力壓

**大便不順按摩穴道部位**

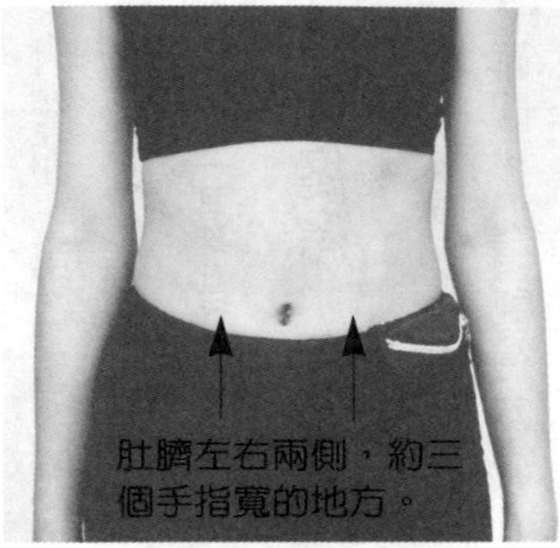
肚臍左右兩側，約三
個手指寬的地方。

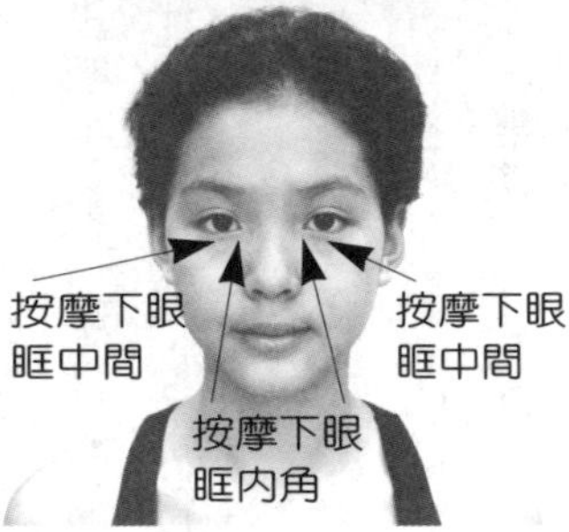
按摩下眼
眶中間
按摩下眼
眶中間
按摩下眼
眶內角

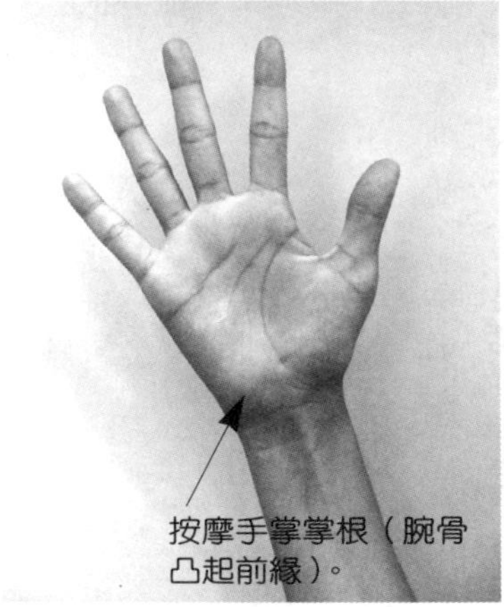
按摩手掌掌根（腕骨
凸起前緣）。

幾次，因為「每個區」可幫助蠕動「不同的腸段」，使積壓在各個彎角的糞便或陳年宿便順利排出，當您蹲在馬桶上一邊壓的時候，就一邊可感覺到大便逐漸推出腸道、肛門。

## 脹氣

現今生活緊張，常因壓力大引起消化不良與脹氣，此時最好少吃不易消化或容易發脹的食物，如糯米飯糰、麻糬、蛋、蛋糕、蛋塔、甜點、油炸食物、竹筍、香蕉、玉米、青椒、香瓜、瓜子、牛蒡等，應在吃飯時配些蘿蔔湯、鹹蘿蔔乾、鹹橄欖、陳皮乾、泡菜、仙楂片或於飯中加一小匙茶油。

飯後輕鬆地左右搖晃臀部五分鐘，上半身及肩膀不可搖動，雙掌向下，在肚臍前相對應著，所謂「春風搖曳」簡易氣功式，若能搖到打嗝放屁最佳，此即表示胃腸通氣。

**脹氣氣功運動**

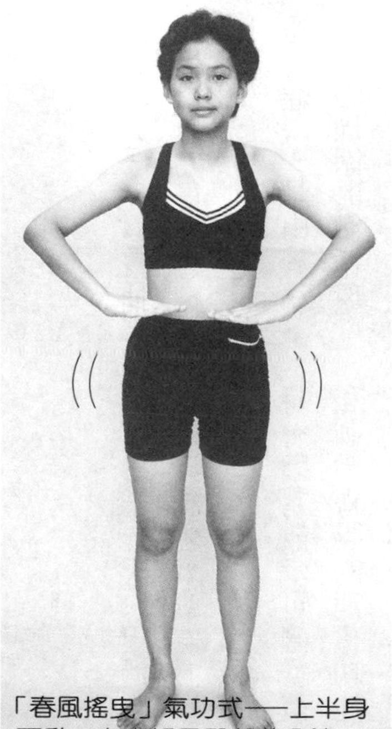

「春風搖曳」氣功式——上半身不動，左右搖晃臀部數分鐘。

## 濁氣

生活緊張忙碌的人，像股票族、司機、新聞記者、警察朋友等，肝膽內在的壓力多半過度，常會影響位於胃與腸中間幽門的功能，使食物無法順暢地通過胃部、幽門，送到小腸再吸收，往往囤積在胃中過久，而產生沼氣瓦斯（傳統醫學謂體內濁氣），導致噯酸、脹氣等問題。

假如吃飯又急又快，吃完又馬上工作或開車，這股濁氣還會往上衝，頂到心窩，令人感覺胸悶難過，或心臟左邊短暫抽痛，讓自己以為得了心臟病，擔心不已。其實這只是「假心痛」，是由於濁氣造成心臟周圍的微循環不通暢。

有時濁氣甚至會上攻到頭部，使人常常覺得頭腦不清爽。當到大醫院就醫檢驗，怎麼都查不出毛病時，就會開始疑神疑鬼，以為頭部或胸部長東西，這種心理負擔變成惡夢連連，導致覺都睡不好，煙酒加身，自怨自嘆，日子一天一天過去，結果身體愈來愈差。

建議飯後散步半小時，因為散步可適當疏導和刺激胃腸的消化功能。若不方便散步，必須接著工作或開車，可不斷地輕唸六字訣「噓、呵、呼、嘶、吹、嘻」（一種內功口訣，至少念一百遍），此法可促使內臟、腹部規律的運動，使胃腸蠕動順暢，造成打嗝或放屁「釋放濁氣」，脹痛立刻就能減輕。此外，沒病的人也可多念，重複念的時候，會感覺運動到內臟與腹部（共振效果），因而能保持健康。

## 腹痛時的先前判斷

腹部疼痛的時候，雖然發作的時候好像痛得很厲害，但如果用手壓住時，反而覺得比較舒服，這表示此症狀多半是虛症、慢性病，暫時可以不用太緊張，但還是得就醫找出原因；倘若一碰就更痛，或連摸也不行摸，則表示大都為實症、急性病，是發炎正厲害的時候，得趕緊送醫急診。

在還沒就醫之前，可先自我腹診一下，並回想先前所吃的食物、藥物，以便讓醫師得到最充分的瞭解。

以肚臍為中心，把腹部分為上下左右四個區，左上腹的疼痛，可能是胃、脾臟、肝臟左葉、胰臟、小腸、左腎及一部份大腸的問題；右上腹疼痛，可能是肝臟、膽囊、右腎、小腸及一部份大腸的問題；左下腹疼痛，可能是小腸、大腸、膀胱、左側卵巢和輸卵管、子宮的問題；右下腹疼痛，可能是盲腸和闌尾、小腸、大腸、膀胱、右側卵巢和輸卵管、子宮的問題；繞臍壓痛，可能是燥屎便祕、急性腸炎、寄生蟲及腸梗阻等等。

## 腹部寒痛

假如脈搏跳得很沉且細細的，舌頭較無血色且有白苔，常常拉水水的大便，肚子疼痛的感覺綿綿不絕，一會兒痛，一會兒停止，怕冷喜暖，若把手掌摀著肚子反而舒服，此乃「腹部寒痛」。

應溫中補虛，宜多按摩肚臍正下方的下腹部、肋骨最下端及背後中腰部的脊椎兩旁，並多吃小茴香粥、火鍋、薏仁山藥粥、蔥花稀飯、小米粥、大頭菜湯及燕麥粥等。

**腹部寒痛按摩穴道部位**

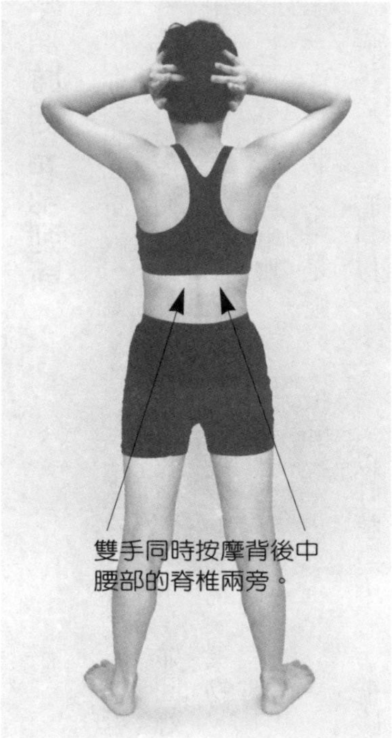


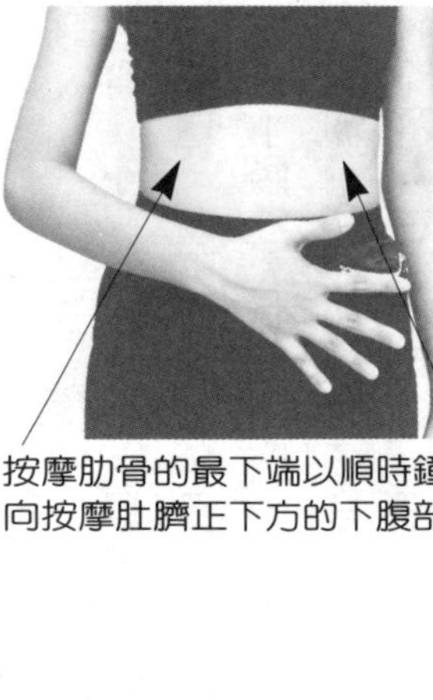

按摩肋骨的最下端以順時鐘方向按摩肚臍正下方的下腹部。

## 氣滯血瘀腹痛

　　如果突然腹部脹滿，疼痛得連碰都不能碰，一按肚子會痛的更厲害，而且這個痛會牽引到下腹部，攻竄不定，假如生氣發怒的話，會痛的更劇烈，脈搏跳得很緊，舌頭有薄苔，此乃「氣滯血瘀的腹痛」，意思是肚子裡可能有急性的發炎。

　　在就醫之前，宜速用拳頭下緣的肥肉敲打小腿外側（沿著脛骨邊）、大腿內側接近膝蓋的地方，及猛按幾次雙手的虎口，並喝杯蜂蜜水或糖水，可快速緩和疼痛，再行就醫。

氣滯血瘀的腹痛按摩穴道部位

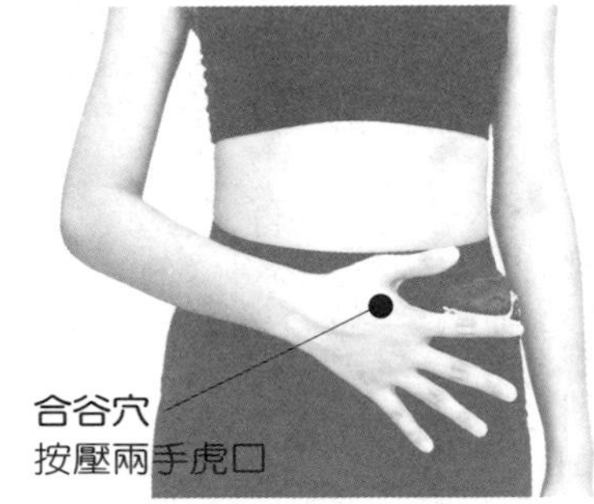
合谷穴
按壓兩手虎口

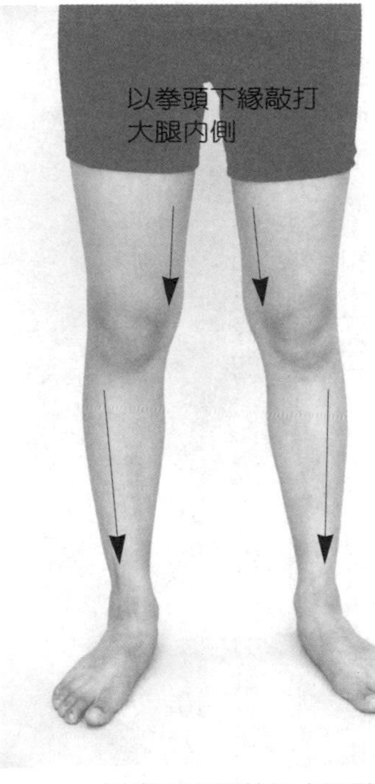
以拳頭下緣敲打
大腿內側

以拳頭下緣敲打小腿外側（沿著脛骨邊）

## 嘔吐

當我們吃了不潔的食物，胃腸中有太多的混濁體液，形成水毒體質，就會反射到延腦中樞，開始有嘔吐的慾望與動作。假如感冒時，病毒影響到胃氣的升降及蠕動消化功能，或素有幽門狹窄的體質，使得食物囤積在胃中過久，下達不了小腸繼續消化，就會產生許多沼氣瓦斯，在腹部頻頻作怪，直要往上衝，此時也會引起想噁心嘔吐，這些都是身體自我減輕症狀的生理機轉之一。

此時可用拳頭下緣的肥肉，沿著大腿外側外三分之一的邊線，和小腿脛骨外側邊線敲打按摩，一直拍到腳踝為止，每次每一腿至少拍打10～30分鐘，敲打的力量必須要能感覺到酸痛，才有作用到，也就不會再嘔吐。

嘔吐按摩穴道部位

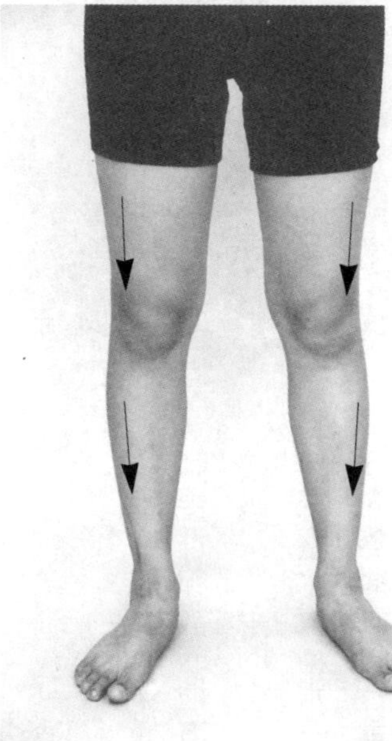

以拳頭下緣沿著大腿外側外三分之一的邊線，和小腿脛骨外側邊線敲打按摩，一直拍到腳踝為止。

## 打嗝不止

有時候吃東西吃得比較急，吃進許多空氣到肚子裡，或情緒緊張，就會引起打嗝不止，令人非常難過。此時不妨以大拇指用力掐「眉頭」（攢竹穴）幾次，可以有效制止膈肌痙攣。記得兩邊的眉頭都要壓，壓的時候要感覺到非常酸痛才有用。

打嗝不止按摩穴道部位

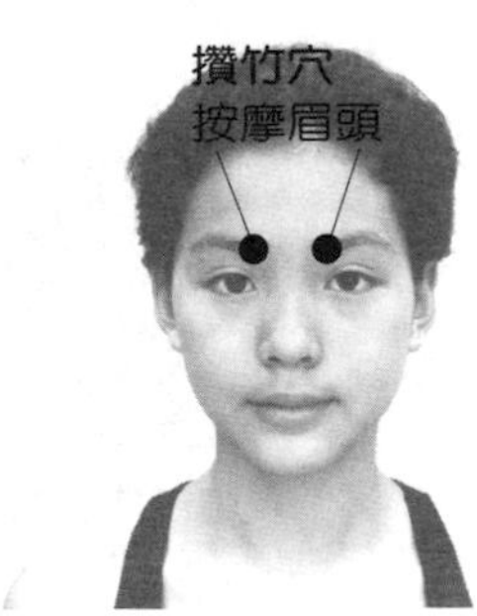


## 肝機能失常

假如您經常想發脾氣，吃了油膩的食物，有無法消化的感覺；皮膚容易呈現不明原因的癢或腫、過敏，臉上逐漸出現難治的青春痘、黑斑；左右腹部肋骨邊有短暫抽痛；眼睛酸澀，有時不自主的感到暈眩，不太站得穩；或有胃脹、食慾不振、口乾、口臭、小便黃濁、大便不正常等現象，那意謂著「肝」出現問題了。

應減少外食的次數，避免吃到過量的油、鹽、添加物等；減少藥物的服用，除了醫師開立的處方，絕對不要多吃或亂吃自己以為需要吃的藥物與不明健康食品；避免喝酒應酬、熬夜晚睡、工作過度勞力勞心及情緒激動等，以免肝臟負擔更形嚴重。

傳統醫學提到「酸者入肝」，故建議吃些「酸」的食物，如奇異果、草莓、酸梅、橄欖、檸檬、柳丁、醋等，因為酸的食物進入人體中，即轉成鹼性，不但可活化肝機能，也會中和體內疲勞的酸。另傳統醫學亦有「青者入肝」的說法，宜多吃「青綠色」的食物，如甜青椒、青花菜、橄欖菜、菊苣（萵苣）、香菜、地瓜葉、茼蒿、菠菜等，以營養肝臟的代謝。

此外，科學家研究發現，往往一杯新鮮果菜汁的營養和一點簡單的運動，可能遠比一整罐的維他命或健康食品，還來得豐富有用。

所以讀者朋友們，不妨早點回家，鬆開衣襪，暫時拋卻煩惱，快快樂樂吃頓晚餐，喝杯果菜汁，看個幽默文選或漫畫，然後在睡前練練「大功告成」氣功式。方法是躺在床上，雙手雙腳打開，像一個大字形，用力張開「嘴巴、耳朵、手指頭、腳指頭」十數秒，同時吐氣，放鬆時吸氣，重複幾次這

**肝機能失常氣功運動**

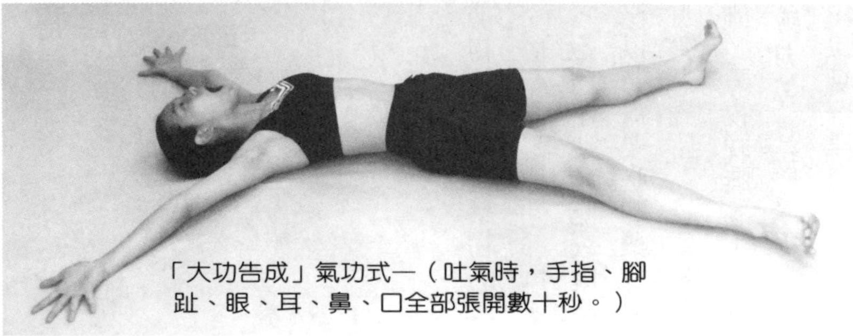

「大功告成」氣功式一（吐氣時，手指、腳趾、眼、耳、鼻、口全部張開數十秒。）

個動作，就可釋放白天累積的壓力和鬱悶，睡得安穩舒服，肯定明天將會更有活力！

## 肝氣鬱結

如果常精神抑鬱，容易生氣發怒，兩脅下肋骨旁斷斷續續的刺痛，咽喉中似有異物阻塞，胸悶不舒服，喜歡嘆息，食慾不振又有脹氣，舌頭有薄白苔，脈搏緊緊的像吉他的弦會刮手指肉，婦女常兼有月經不調、痛經等毛病。日子拖久了，舌色會變成紫暗，或有瘀點瘀斑，脅肋脹痛，甚至於形成腫瘤癌症，此乃「肝氣鬱結」。

找出心理壓抑的來源，減輕工作壓力，多看喜劇片、幽默文選、笑話漫畫等，多散步，晚上十點前上床睡覺，乃是首要的步驟。至於食療方面可常喝玫瑰花茶、蓮藕茶、枸杞菊花茶及紫蘇梅茶等。並應以拳頭下緣的肥

肝氣鬱結按摩穴道部位

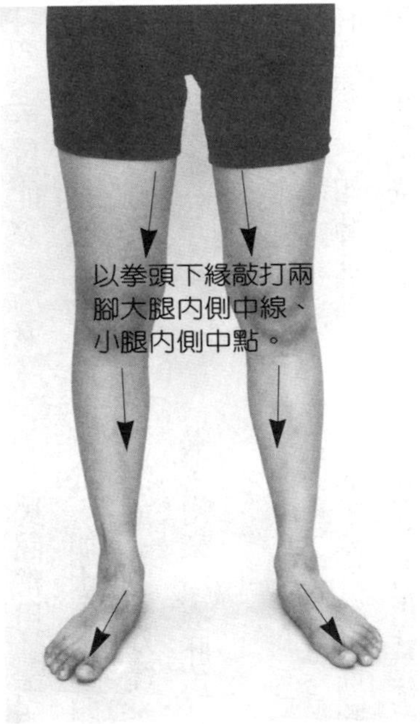


按摩腳背第一、二趾上方交叉處。

肉，順勢敲打兩腳大腿內側中線、小腿內側中點（靠脛骨內側緣）、第一、二腳趾根交叉處（腳背上）。拍打的強度以能感受酸麻脹痛為原則，每天可多打幾遍，打完會覺得通體舒暢、眉開眼笑。

民間常用二兩的含羞草根，加水十碗煮開，煮沸後再煮五分鐘，當茶喝，用來治療肝病。

## 醒酒和戒酒

喝酒後常會腦袋不清、喉嚨乾痛及體內煩熱等，尤其宿醉後，隔日情緒多半大受影響。對於常常需要應酬的先生，賢慧的太太該怎麼辦呢？

1.可用幾個梨子，洗淨去心與子，但「不削皮」，切成小塊，加一點點水，放進果汁機中打成果汁喝。因梨子味甘性寒，可潤肺理氣、化痰止嗽、降火涼心、消食解悶及解瘡毒酒毒等。

2.多吃西瓜或喝現榨的西瓜汁。西瓜味甘性寒，能解熱消煩、寬中下氣、止渴、利小便及解酒毒等。

3.啃甘蔗或多喝現榨的甘蔗汁。甘蔗味甘性平，能生津解熱、助脾和中（幫助消化系統）、潤燥、通大小便及解酒毒。

4.多喝荸薺湯。荸薺味甘涼性寒滑，能開胃消食、清熱止渴及化痰益氣，故能醒酒解毒。

5.至泡沫紅茶店買石榴茶喝。石榴味酸澀微甘，能作用於肺、腎及大腸，能禦飢療渴、解醒止醉。

6.多吃橄欖。橄欖味酸甘性溫，能作用於肺及胃，生津止渴、開胃下氣、治咽喉疼痛及解海鮮中毒，喝酒後細細咀嚼，能解酒毒。

7.多口含酸梅或喝酸梅湯。酸梅味酸性平，能作用於肝、脾、肺及大腸，生津止渴、斂肺止嘔及活化肝臟，使膽囊收縮，促進膽汁分泌，可用來解酒。

8.多吃桑椹。隨息居飲食譜一書說，桑椹味甘性寒，能滋肝腎、充血液、止消渴、去風濕、利關節、解酒毒、聰耳明目及安魂鎮魄。

9.多吃生蘿蔔或喝生蘿蔔汁。蘿蔔味甘性辛，能順氣化痰、利大小便、止渴、散瘀消食（幫助消化）及解毒醒酒等。

10.多吃菠菜。菠菜味甘性冷滑，能活血、通胃潤腸、調氣開胸膈、止煩渴及解酒濕熱毒。

11.多吃白菜。白菜味甘性溫，能寬胸除煩、通暢腸胃及解酒消食。

12.多吃蓮藕湯、蓮藕茶。蓮藕味甘性涼，可作用在肝、心、脾及胃，能祛瘀血生新血，養胃滋陰，解渴醒酒。

13.多吃黑豆。黑豆味甘性平，能明目解毒、祛風除熱、活血調氣及利大小便。

14.多吃白扁豆。白扁豆味甘性平，能消暑解毒、補脾和胃、除濕止瀉及治酒醉嘔吐。

15.多吃綠豆湯。綠豆味甘性寒，作用於肝、心及胃，能清熱解毒、消暑止渴及利水消腫。

以上各個食物除了能

醒酒之外，對於想「戒酒」的人，多吃這些食品，肯定可以逐漸清除體內累積的酒毒，減少酒癮的發生。

倘若再配合針灸療法，如在耳朵上使用貼穴（貼王不留行植物種子、磁珠、針灸絆、仁丹等），以求三～五天長時效之作用，像取用神門穴（鎮定心神）、交感穴（安定神經系統）、肝穴（活化肝臟）、腎穴（利尿解毒）、屏間（內分泌）、飢點（抑制食慾）等，效果更佳。

**醒酒和戒酒按摩穴道部位**

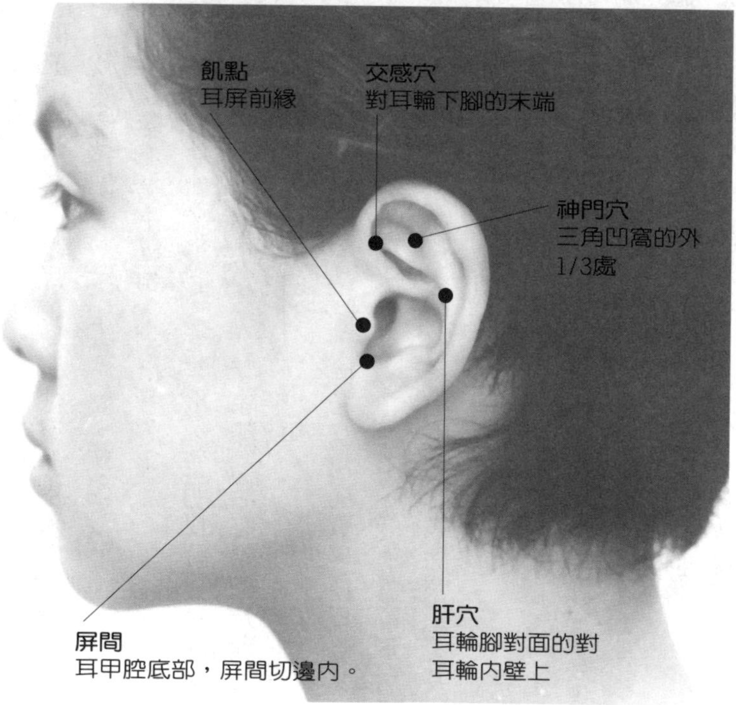
飢點
耳屏前緣
交感穴
對耳輪下腳的末端
神門穴
三角凹窩的外1/3處
屏間
耳甲腔底部，屏間切邊內。
肝穴
耳輪腳對面的對耳輪內壁上

## 膽固醇過高

現代人一聽到膽固醇過高，就開始擔心中風、心臟病或高血壓等疾病上身。事實上，大多數的人並非營養過剩，而是偏食居多。

有的人怕胖，盡量不吃肉類及硬果種子類食物（核桃、松子、栗子、瓜子等。），結果體內的膽固醇「不夠」身體的運作所需，而導致許多問題，如四肢無力、精神疲勞、懶惰、容易引起過敏、無法使白血球旺盛與無法有效抑制淋巴系統過旺（易發生腫瘤）、大小腦之傳導變得有問題（如纔中年年紀，剛做過的事卻馬上就忘掉。）及男女性荷爾蒙不正常（不孕、痘多、月經不順等。），這些都是長期膽固醇不足所造成的，因為大部份的人只注意膽固醇太多，而比較忽略不夠。

另外，有的人吃肉的時候不敢吃皮（魚皮、豬皮、雞鴨皮等。），反而造成膽固醇過高，因為瘦肉及肉湯才是膽固醇含量最高的地方，動物的皮都含有去膽固醇的成份（如卵磷脂），尤其像魚的皮含有很高的ＥＰＡ成份，去膽固醇的力量最佳，其中又以鯊魚皮作用最強，建議膽固醇高的人多吃蒸的魚（勿吃烤的、炸的魚，以免又吃進太多的油脂。），很多小吃店都有賣燙熟的鯊魚，配著薑絲吃，有益健康。

總之，膽固醇過高時，體內的肝臟會調節分泌膽汁來排除，因此一方面除了注意膽固醇之不足或太高，另一方面則要善待肝，盡量不要晚睡、熬夜、生氣及壓抑過大，才是保健之道。

# ◎腰、腎、關節相關疾病

## 腰酸背痛

腰酸背痛可說是現代人最常見的病痛，可能原因多半是久坐、久站、長期彎腰工作、感冒風邪束縛背部循環、扭傷、常常睡在地上山邊水邊，造成體內潮濕所引起、或過度勞累、運動太過、長骨刺、坐骨神經痛等。

現代醫學認為腰痛原因多為椎間盤突出、腰部筋膜炎、骨質疏鬆、肌肉疲勞、腸胃炎、子宮發炎、內臟下垂、腫瘤等引起，常用鎮痛消炎藥、筋肉鬆弛劑、維他命劑及物理治療等來改善。

傳統醫學一般將本病分為四類，如寒濕腰痛（陰雨天發作更甚、腰冷如冰等。）、濕熱腰痛（煩躁口渴便秘等）、血瘀腰痛（不能俯仰、痛如刀割。）及腎虛腰痛（酸軟無力、悠悠痛不止。）等，而再對症下藥或食療。像寒濕腰痛宜常吃麻油炒豬腰、薏仁湯等，濕熱腰痛可多吃黑豆、地瓜葉等，血瘀腰痛可多吃三七葉、蓮藕湯等，腎虛腰痛則不妨常吃芝麻糊、糖炒栗子等。另外以上四種情況都可多按摩膝蓋正後面及尾椎周圍，來改善腰部的循環。

## 晨起腰痛

天氣變冷時，腰部常常覺得冰冷，頻尿且尿量大，早上起床腰特別沉重，等稍稍活動一下後，才覺得比較舒服。

可能形成的原因為經常睡在地上（打地舖）或直接將彈簧床墊舖在地上睡，或長久住在潮濕的山邊水邊，這些都是傳統醫學所謂的「久臥濕地」。

解決之道每晚睡前可用兩手的手掌上下擦熱左右後腰，每次需擦60下以上，以加強腎功能和水分的代謝，然後再用一條長且寬的絲巾圍在腰際，或購買成人用的肚兜（少數百貨商店有售日製成人肚兜，又輕又暖），保暖腰部，隔日起來就會覺得輕鬆多了。

## 急性腰扭傷

如果不慎摔倒而扭傷腰部，特別是感覺腰部的正中很痛很緊，甚至沒辦法自己站起來，倘若又是自己一個人，根本無法移動，這時候該怎麼辦？

可以用自己的大拇指用力掐「人中穴」（鼻子正下方與嘴唇之間上三分之一處）幾次，即可緩和疼痛，再慢慢移到電話旁去求救或就醫。

## 肺腎氣虛

假如常常氣喘噓噓，呼出去的多，吸進來的少，隨便一動（如做家事）就喘得更厲害，發出的聲音很低且氣怯；臉色灰灰的，時常出汗，手腳冰冷，咳嗽的時候常會擠出尿來，舌體淡淡的紅，舌苔薄薄的，脈搏跳動虛弱，此乃「肺腎氣虛」。

應當常吃能補氣滋腎的食物，如人參烏骨雞湯、白木耳百合蓮子湯、黃耆、糖炒栗子、枸杞子、銀杏百合湯、杏仁茶、燕麥粥、紅燒海參、山藥排骨湯、蜜糯米蓮藕、八寶粥等，並在每天晚上央請家人幫您按摩背心（兩肩胛骨中間的脊椎部份）及左右兩腰的部位半小時以上，持續幾星期後定能獲得明顯的改善。

**肺腎氣虛按摩穴道部位**

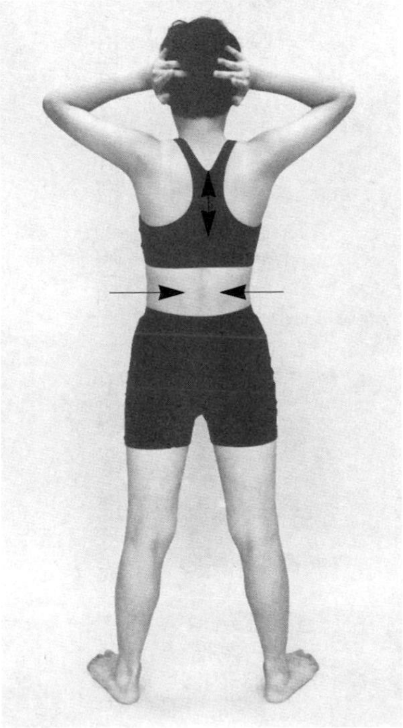

按摩上背心（兩肩胛骨中間的脊椎部份）及左右兩腰的部位。

## 腎氣不固

假如時常腰膝痠軟無力，小便頻繁且清白，有時尿後仍有數滴尿不乾淨，或者半夜尿床，甚至於幾乎無法控制排尿，舌頭顏色淡有白苔，滑精早洩（男子），白帶多而清冷（婦女），脈搏細弱者，此乃「腎氣不固」。

應常吃能暖身、補腎氣的食物，如糖炒栗子、栗子粥、胡椒餅、咖哩飯、白果炒青椒、蔥油餅、韭菜餃子、茴香餃子、大頭菜湯等，並常按摩後腰心（肚臍正後面腰部中央）、尾椎及兩腳內踝周圍。

腎氣不固按摩穴道部位

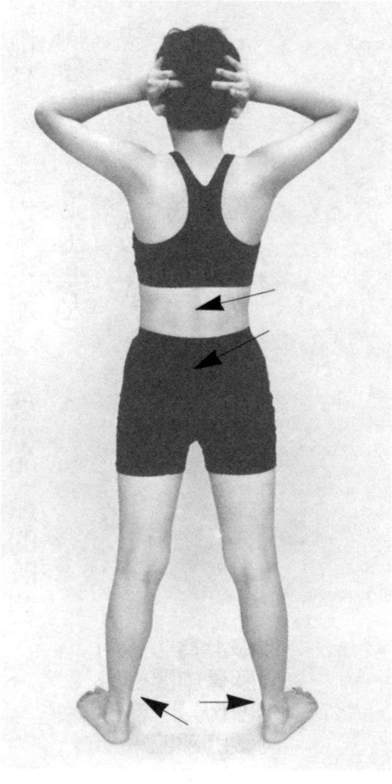

按摩後腰心（肚臍正後面的腰部中央）、尾椎及兩腳內踝周圍。

## 關節風濕疼痛

因為枸杞有補腎益精及養肝明目的作用，平日大家總喜歡將枸杞子與其他中藥如黃耆、麥冬等泡來喝，或乾脆生吃；也常用枸杞的根（藥名地骨皮）熬水變成地骨露，此也是古早的清涼退火飲料。

但您可能不知道連枸杞的枝葉，也有很大的妙用，用手抓一大把枸杞枝葉（可在青草店買到），放在家中最大的大鍋中燒開後，再用小火煮十分鐘，洗澡後經常拿來按摩關節周圍和全身各處，可以減少關節風濕疼痛、滋潤皮膚及幫助睡眠。

## 小腿抽筋

許多婦女朋友在半夜睡覺睡到一半時，有時突然得跳起來，站在床邊好一會兒，小腿抽筋的症狀才會緩和下來。可是這樣一來睡意全消，再想入睡就難上加難。

**小腿抽筋運動**

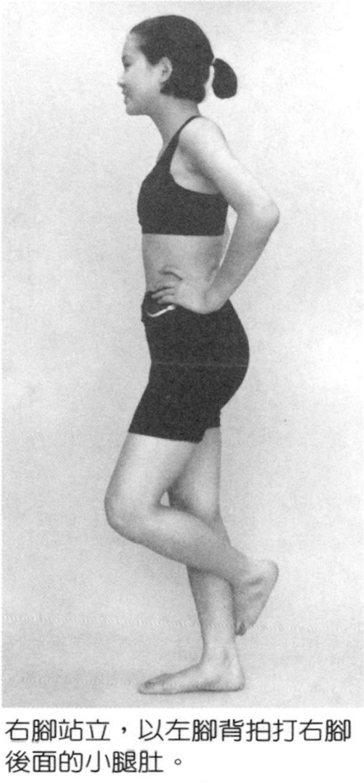

右腳站立，以左腳背拍打右腳後面的小腿肚。

假如常常有這種現象的人，除了在晚餐多吃些玉米湯、馬鈴薯、青菜豆腐湯、綠花椰菜及烤黑豆補充鈣質外，平時應多運動腿部，如用左腳站立，用右腳背拍打左腳後面的小腿肚20次；然後再用右腳站立，以左腳背拍打右小腿肚20次。

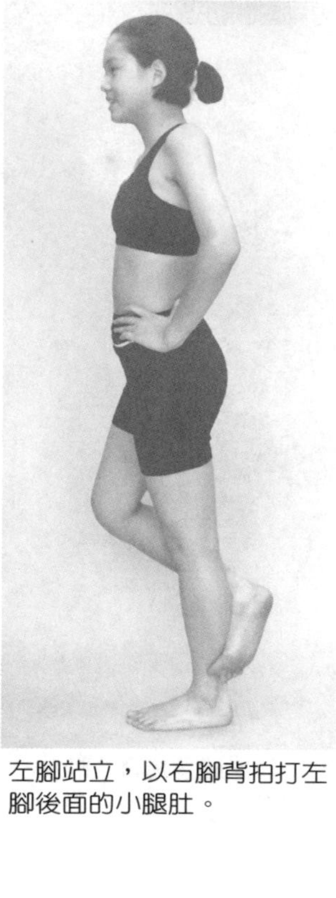

左腳站立，以右腳背拍打左腳後面的小腿肚。

## 腳踝扭傷腫脹

女性穿著高跟鞋上班，學生打籃球、足球等，一不注意很容易就扭傷腳踝，常常一個腳腫得像「紅龜粿」(台語)一樣。假如在就醫之後，雖已經過消炎鎮痛藥、石膏療法、草藥膏貼劑或藥酒推拿等等處理，腫脹的情形還是一樣的話，甚至於一整個星期都無法順利行走，就會感到非常不方便。

此時不妨採取傳統醫學中的「放血療法」，至

**腳踝扭傷腫脹**

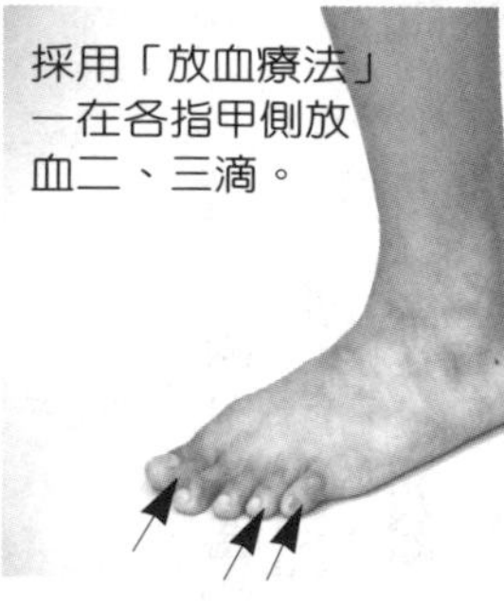

西藥房購買採血片、乾棉球及消毒棉片，將腳大拇指趾甲及腳末二個趾甲的外側邊，以消毒棉片消毒乾淨，再用採血片在皮膚的淺層各搓一下，搓後立即擠出三滴血，以乾棉球擦掉，這樣一來裡頭瘀積的邪熱（腫脹發炎的能量），就會隨著這幾個穴道宣洩而出，很快就可以恢復行走。

## 足跟痛

如果某天早上醒過來下床的時候，突然一陣踉蹌，覺得足跟一碰到地就莫名其妙的痛，但是活動一下好像又沒事了；或者足跟經常隱隱作痛，可是又沒扭到腳踝，在傳統醫學上認為這個問題是由「腎虛」所引起。由於腎臟的經絡由足底經由足內踝，沿著小腿、大腿內側上達腎臟和膀胱，所以腎虛時常會足跟痛。

可以多吃黑色食物（能入腎作用），如黑芝麻、黑豆、烏參、杜仲茶、燒仙草、海帶等，並常常用手指頭掐自己的鼻尖（素髎穴）、兩手腕橫紋中點（手腕內側面，大陵穴），慢慢足跟就不會再痛了。

足跟痛按摩穴道部位

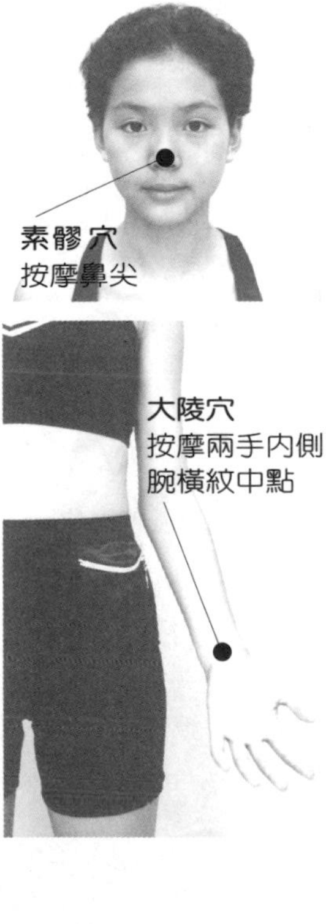
素髎穴
按摩鼻尖
大陵穴
按摩兩手內側
腕橫紋中點

# ◎泌尿相關疾病

## 尿毒症患者的另類注意方向

尿毒症患者因洗腎時，鈉離子常被排除掉，因此不太容易流汗代謝廢物，其體內經常缺氧，致使二氧化碳累積太多，造成容易喘的現象，稍微做一點家事就覺得累得半死。傳統醫學稱此為腎不納氣、水剋火（腎為水，心為火。），換句話說腎功能異常時，常會影響心血管之循環，應多學習氣功吐納的方法，增加深層的氧氣吸收，以加強心肺功能。

由於魚蟹海鮮類大都為異性蛋白質，欲消化分解它，需要大量的氧氣來代謝，但是尿毒症患者本身已缺氧嚴重，吃了只有加重負擔而已，故不宜吃腥味重及發酵性的食物。尿毒症患者欲輕鬆地吸收蛋白質，可吃豬肉（肉鬆）或雞肉，因為它們為精緻蛋白質，消化分解時較不需要氧氣。

另外，尿毒症患者要特別注意能「適合」自己體質的補血食物，如黑芝麻飯、髮菜三絲羹、葡萄（葡萄乾；現打葡萄汁馬上喝）、梨、蘋果、小米粥、蜂蜜、新鮮龍眼（洗淨，勿去殼，鹽水浸二小時後，瀝乾連殼再放進冰箱二小時，以去火性。）、冬瓜排骨湯、蓮藕排骨湯、大蒜雞湯（大蒜塞雞腹燉）、紅棗桂圓粥、黃耆當歸湯（黃耆的份量為當歸的五倍，如黃耆用一兩，當歸就用二錢，加水五碗煮成二碗，早晚空腹喝。）、動物的肝腎（如豬肝湯、炒腰花。）等，因為，只要一貧血（血紅素在9以下），身體衰弱得很快，通常癒後情形都不佳。

## 尿酸高

日前據新聞報導，全台尿酸超過標準的民眾，已達290萬人，遠比肥胖、高血壓、糖尿病患者多。吃太好、喝的多、運動太少，是罹患高尿酸的主因。

但另一個重要原因乃微循環不良（氧氣不足）所引起。氧不足就無法提供足夠的能源，使得體內所產生的廢物，在轉化過程當中，無法順利轉成尿液排出體外，導致尿酸大量蓄積於血液中，甚至於結晶滯留於關節等成為痛風。

徹底解決之道，需在每日晨起、睡前，做五分鐘柔軟體操，或練習調整呼吸的動作，如達摩易筋經、香功、八段錦及太極拳等，以促進全身上百萬條的微細血管通暢。

## 頻尿、排尿不順、膀胱無力

頻尿、排尿不順與膀胱無力等問題較常發生在老年人、久咳氣虛、孕婦、產後、體質虛寒的人身上，現代醫學認為可能原因為時常憋尿、神經衰弱、緊張、下腹部或尾椎周圍受過創傷、細菌感染及遺傳因素等所引起。

傳統醫學則認為水分的代謝除了腎臟以外，又與脾肺有莫大關連，因為脾主運化，可把體內多餘的水分蒐集，經由腎排出。肺主皮毛，主控皮膚的代謝功能，能調節汗液。因此如果把虛弱的肺、脾及腎旺盛起來，即可解決惱人的找廁所問題。

現代職業婦女由於工作的關係，常需超時工作在同一崗位上，往往忙碌起來鮮有輕鬆上廁所的時間，導致膀胱緊張失常，不是頻尿，就是尿得點點滴滴不乾脆，令人煩不勝煩。

除了就醫及調整工作

**頻尿按摩穴道部位**

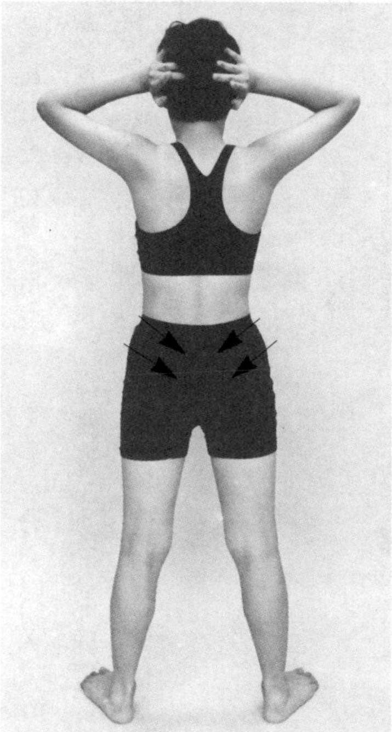

脊椎最下方尾椎周圍的八髎穴。

方式之外，不妨在每晚睡覺前，按摩自己脊椎最下方的尾椎周圍（有八個針灸常用的八髎穴），至少十分鐘以上，使之發熱，正常膀胱機能。

## 尿尿時泡泡很多

尿尿時有很多泡泡，許多人不在意，其實這可能已有「蛋白尿」的現象，意思是說其腎臟不能完整處理尿液，以致體內的蛋白質逐漸隨尿液流失。形成原因大多是腎變病、膀胱發炎；身材瘦長，脊椎過分前彎，起立時壓迫通向腎臟的血管；自律神經失調；運動太激烈；身體在寒冷的環境過久，如游泳較久，而發生情形最多的是身體疲勞缺氧，體內的酸與二氧化碳累積過多，使得腎臟超出負荷。

建議夜間睡眠要充足，並午睡半小時，多做腹式深呼吸（鼻子緩緩吸氣時，肚子慢慢脹大；鼻子緩緩吐氣時，肚子慢慢縮小。），以提供更多的氧氣，消除疲勞。

# ◎身心（精神）相關疾病

## 頭痛引起的失眠

假如失眠是由於常常頭痛、頭昏、多夢、精神不安及腦血管意外之後遺症所引起，除了就醫之外，可請家人時常幫您按摩「百會穴」及經外奇穴「四神聰」，就可逐漸睡得安穩。

百會穴的取法是前髮際到後髮際正中央線的十二分之七的地方，約兩耳尖（耳朵對折後的最高點）在頭頂心連線的中點，也就是說大約在頭頂最中央的部份。而四神聰則是距離百會穴的上下左右，約病人自己一個大拇指寬的地方，共四穴。

頭痛失眠按摩穴道部位

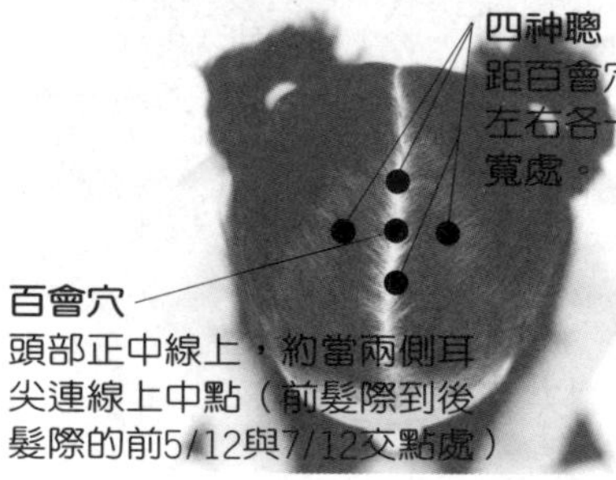
四神聰
距百會穴前後左右各一拇指寬處。
百會穴
頭部正中線上，約當兩側耳尖連線上中點（前髮際到後髮際的前5/12與7/12交點處）

## 失眠

許多上班族忙碌了一整天，下了班在外頭隨便吃個晚餐，一回到家的習慣，一定是將懶散的身軀往沙發一「癱」，然後打開電視，一直看到半夜，直到感覺時間太晚了，才心不甘情不願地去洗澡，最後是拖著一身的疲憊上床睡覺。等到一上了床，腦筋裡盡是電視裡的劇情和人物，無法馬上睡著，翻來覆去，折騰了半天，彷彿惡夢連連，好不容易下意識裡覺得才迷迷糊糊睡著沒多久，怎麼鬧鐘又響了，又得趕去上班。

這樣的惡性循環之下，睡眠品質實在很差，等於每晚在戕害自己的身體而不自覺。長此下去，日子拖久了，變成需要吃安眠藥方能入睡，到最後劑量愈吃愈重，健康情形也就愈來愈差。

建議下班後，少看電視，先輕鬆的洗個澡，再吃晚餐，然後到公園散步半小時，慢慢就可以蟬聯好夢。

## 落枕

我們常因長期的壓力，使得肩頸部僵硬血循不佳，加上睡姿不良，枕頭太高、太低，或冷氣、電風扇直吹，結果早晨起床時，突然發覺脖子無法轉動，只要一動就痛得要命，想向左右看時，得把身體跟著左右轉，影像很滑稽，那就是得到「落枕」了。

若只是一邊疼痛，趕緊用力壓對側的虎口及腳底大姆趾根部；若兩邊都轉動困難，則兩側都要按摩，按壓時頸部同時慢慢轉動，幾次以後就可減輕大半。

落枕按摩穴道部位

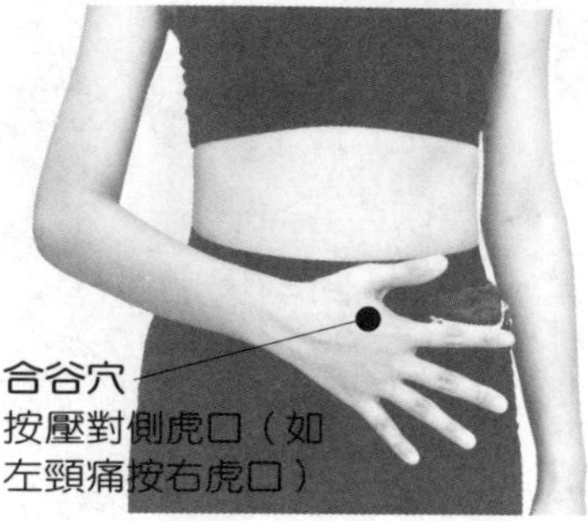


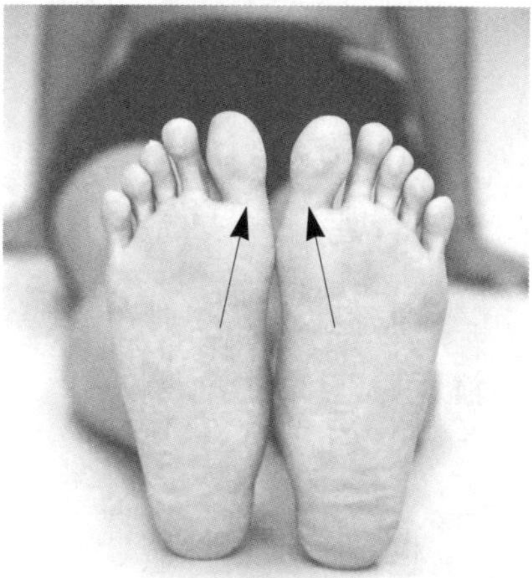

按壓腳底大姆趾根部

## 頸部痠痛緊張

頸部曾經打傷、摔傷，或椎間盤脫出、長骨刺，或長期伏案寫字打電腦等，常會造成頸部緊張疼痛，甚至於肩膀或手臂的痠痛、麻木或刺痛感，非常不舒服。除了就醫服藥以外，可以用一個簡單的動作「抱頭偕老」來減輕疼痛，幫助痊癒。

方法是雙腳併攏，腳尖儘量往下壓，雙手手指交叉抱在後腦，然後抱頭向前挺高，眼睛凝視腳尖，把全身力量集中在抱頭與腳尖的平衡拉鋸戰上，注意背部、腰部和大小腿都不離地，保持此姿勢三～五分鐘，此時會感到整個頸部被「作用」得很舒服。

倘若在晨起尚未起身，及睡前尚未睡著時，在床上各做一次，不僅方便有效，又可暢通鼻腔，消除疲勞。

頸部痠痛緊張氣功運動

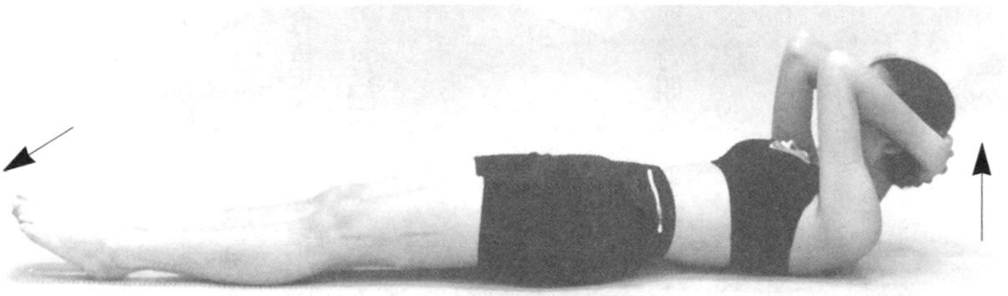

「抱頭偕老」氣功式一（雙手抱頭上仰，雙腳尖往下壓，挺住二～五分鐘。）

## 肩膀僵硬

壓力、生悶氣及低落感易使血管收縮太過，加上久坐不動的辦公或久站，長時間都保持著相同姿勢，導致血液循環不佳，引起肩膀僵硬、足冷、皮膚常有莫名的瘀青、靜脈曲張等毛病。

應多吃魚類與貝類，如鮭魚、沙丁魚、丁香魚、鯊魚、干貝、蛤蜊、九孔、鮑魚等，因為牠們都有擴張末梢血管的作用。並且多做伸展運動，如打哈欠的「伸懶腰」動作，一方面能吸收更多的氧氣，一方面能鬆開緊繃的脊椎，消除累積的疲勞，有益健康。

## 肩頸腰背痠痛

長途開車或久坐辦公時，常常會肩頸僵硬及腰痠背痛，但這時候我們還在開車或上班怎麼辦？

可利用多次「聳肩」及「腹式深呼吸」（鼻子緩緩吸氣時，肚子同時緩緩脹大；鼻子慢慢吐氣時，肚子慢慢縮小。）來減輕痠痛。聳肩可以緩和肩頸之間斜方肌的緊張，腹式深呼吸則可以緩和腹肌、骼腰肌及腰大肌等肌肉的緊張，得以消除疲勞。不妨多練幾次，使得開車更安全或上班更有精神。

## 精神萎靡時可拳打腋下

當極度疲勞又非得工作，或讀書準備考試時，該怎麼辦呢？假如喝市售提神飲料，又怕其中所含咖啡因等添加物的副作用，會影響肝腎功能；喝人參茶又怕太燥熱；喝雞精又怕胖。

這時候不妨舉高左手，以右拳的側面（大拇指與食指結合的圓圈面）輕輕拍打腋窩60下，因為在腋窩正中有極泉穴，左右各一個，屬手少陰心經，能振奮精神，及促進心臟循環系統的作用，拍打時以「微感疼痛」為原則。然後再以左拳拍打右腋窩60下，精神必可為之一振。

**精神萎靡時氣功運動**

「拳打腋下」氣功式—舉高左手，以右拳的側面（大拇指與食指結合的圓圈面）輕輕拍打腋窩正中間之極泉穴。

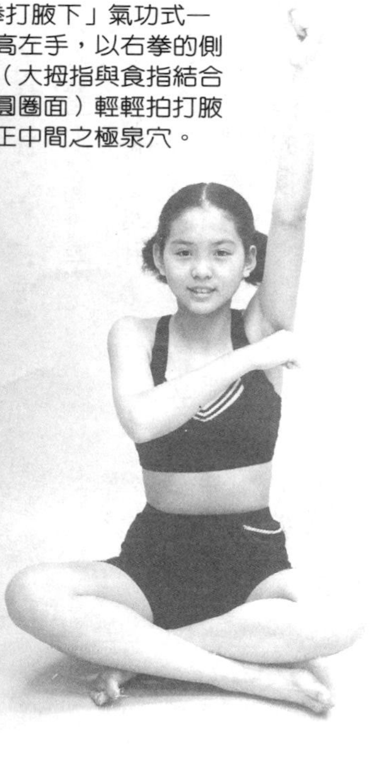

## 心脾兩虛

假如有人在背後突然叫住您，常會因此而嚇一大跳；睡覺時往往沒有安全感而膽顫心驚，惡夢連連，容易健忘；脈搏跳動細弱，胸口老是一口氣吸不足，每個月偶爾二～三次小刺痛，手覺得麻麻的；又時常腹脹、食慾不好、便溏（大便水水的）及月經不調，此乃「心脾兩虛」。

可以用左手以逆時鐘方向按摩膻中穴（胸口、兩乳之間的中點位置。），右手則同時按摩下腹部（躺下來做更舒服），按摩時要用五指的指腹肉，以繞圓圈方式（順時鐘方向）進行一百次或半小時的按摩來改善。

每晚睡前躺下來做不但感覺會很舒服，幾天以後亦可感覺不再拉肚子，心臟也舒服很多。這個「上下其手」的自我健身功夫，可以很快的強壯身體，一輩子都可以練。

**心脾兩虛按摩穴道部位**

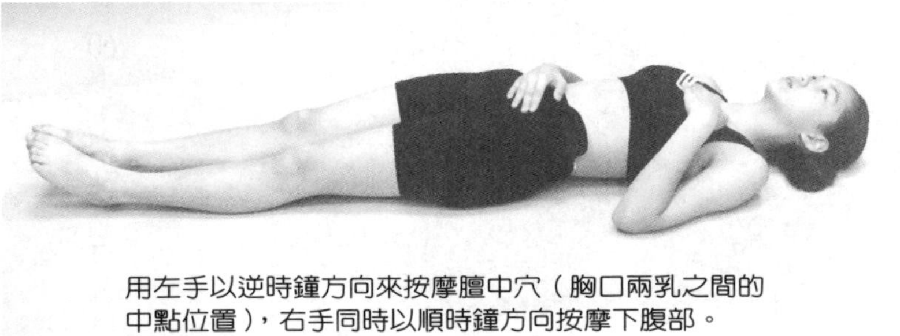

用左手以逆時鐘方向來按摩膻中穴（胸口兩乳之間的中點位置），右手同時以順時鐘方向按摩下腹部。

## 心腎不交的失眠

倘若您常常心煩、心跳不太規律、失眠、盜汗（晚上睡覺時出汗多）、頭暈耳鳴、喉嚨乾、腰痠，或夢遺（睡覺時射精），或時常有重複的低燒、舌體紅、舌苔少、脈搏細細的但跳得很快，此乃「心腎不交」。

可光腳踩地，微微半蹲，「左手掌」貼著「後腰心」（肚臍正後方），「右手」同時不斷地按摩「後腦袋」，使後腦發熱，每晚五分鐘左右，可調勻心腎的氣血循環，使頭腰輕鬆、容易入睡。

接著坐在椅子上，平踩在地上，最好光著雙腳，以通地氣。通地氣的意思就是連接地球的磁場，可把心火往下導引，迅速減輕症狀，就好比我們的冰箱、洗衣機需要接地線，把多餘的電往地上

心腎不交失眠圖示

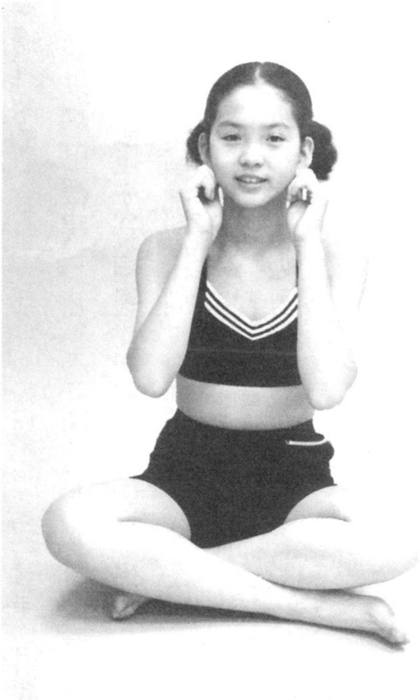

拉耳垂吐氣，拉耳尖吸氣。

導引，以免人體觸到電的道理一樣。如果人在樓上，一樣光腳踩在樓上的地板上，也是一樣可以通地氣。

然後，同時用兩手去拉兩邊耳朵的「耳垂」部位，並以嘴巴緩緩「吐氣」；再以兩手去拉兩邊耳朵的「耳尖」部位，同時以鼻子緩緩「吸氣」；拉耳垂、耳尖須重複做五次以上。拉耳垂、耳尖乃「調勻」心腎的氣血循環，使頭目清明、容易入睡。

# ◎其他疾病

## 糖尿病需均勻補充營養

糖尿病患者規律的施打或口服因素林（胰島素），並定期接受檢查，若各種指數都呈現正常的現象，但這也並不表示身體沒有問題。往往患病時間一久，就會出現併發症，如白內障、傷口不易癒合等，最後導致眼瞎、截肢。

其可能的原因之一是人病久了，體力在無形中逐漸衰弱，卻又怕血糖昇高，不敢亂吃，無法「均勻」補充所需營養導致，因而體內自動修復的功能逐漸變差。其實什麼東西都不敢吃，是很糟糕的情形；了解怎麼吃，才是學問。

近年來，中國大陸及日本發現，使用精密陶瓷通電後發放「遠紅外線」，來照射糖尿病患者的傷口，其癒合的速度，比起其他療法來得有效而無副作用。其主要原因是遠紅外線可以改善身體的「微循環」。人體內有百億條微細血管構成的網路就叫微循環，它介於動脈與靜脈之間，負責廢物的排除及氧氣、營養的運送，若此網路暢通，體內所有系統就會正常運作，自動修復功能即可逐漸恢復。

## 患糖尿病年齡層降低之兇手

含氣泡飲料（汽水、可樂、沙士等）內有許多二氧化碳氣體及糖水，容易引起脹氣，傷害胃腸蠕動功能，降低食慾，影響正常進食。高中、國中及小學生正值發育期間，更要避免大量和常常飲用這些氣泡飲料。

尤其，運動過後更不要喝這些飲料，因為運動後體內的血糖濃度非常高，而且缺氧，如果再喝這些含氣泡的糖水，便會急遽增加身體代謝的負擔，導致糖尿病的發生。目前糖尿病患者年齡層降低，這也許是主因之一。

## 甲狀腺異常

許多婦女因為家庭生活不快樂，加上工作壓力大，日子久了就容易引起甲狀腺亢奮或分泌不足，不但時常心悸、發抖、疲勞或沒力氣，心情也無法開朗起來。

此時應用大拇指用力掐按「天突穴」，其穴道位於前面脖子最下方的凹窩（低頭下巴碰到頸根之處，針灸解剖位置為在頸部當前正中線

甲狀腺異常按摩穴道部位

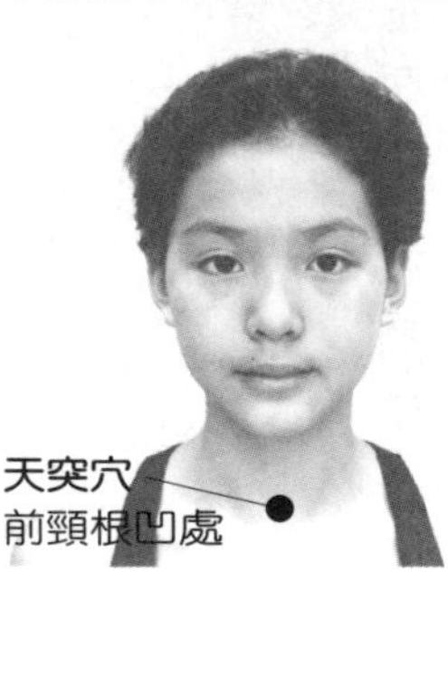

上，胸骨上窩中央。）常壓此穴可使甲狀腺對碘的吸收和利用能力提高，使肥大部份縮小及基礎代謝異常的症狀減少，使生活漸漸恢復正常。

## 預防中風

如果年紀已超過四十歲，且大拇指及食指經常感到麻麻的，而且眉稜骨也常覺得痛，那表示您的心血管循環不良，有中風的可能。假使舌頭又常常歪向一邊，那更加深中風的機率。提醒您少吃冰、少吃肉和少生氣，宜多散步及每天睡前自我按摩全身一遍，自我按摩方法是，在還沒睡著之前，躺在床上，以自己的雙掌在身上的每一處，以揉圓圈方式按摩，大約十分鐘後再入睡。

## 中風失語

中風的後遺症除了肢體不順外，常會有語言蹇澀或無法說話的現象，除了就醫之外，家屬可幫忙按摩廉泉（喉結上緣凹陷處）、天容（頸側，耳垂正下方約兩個大拇指寬處，靠近面頰下頷骨，左右各一穴。）、內關（腕橫紋內側中點直上三指寬處）、通里（腕橫紋內側尾直上一大拇指寬處，與小指同一側。）、照海（腳內踝直下方凹陷處）、風府（後髮際正中直上一個大拇指寬處）、啞門（後髮際正中點上方，約半個大拇指寬處，後腦枕骨正下方。）、風池（肘關節外側，肘橫紋中點。）及翳風（耳垂正後方凹陷處，左右各一穴）等穴道來改善。每個穴道宜以手指頭用力按壓五次，每次壓三十秒，每天早晚至少各壓一回。

中風失語按摩穴道部位

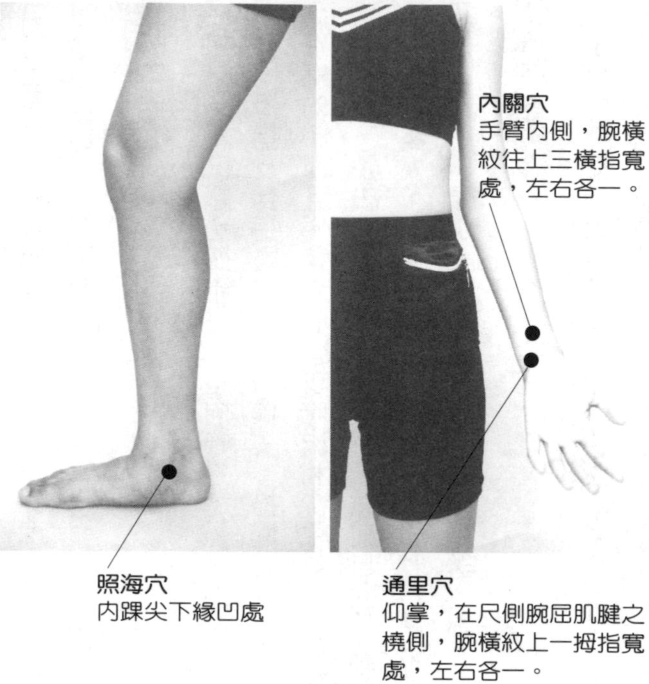
內關穴
手臂內側，腕橫紋往上三橫指寬處，左右各一。
照海穴
內踝尖下緣凹處
通里穴
仰掌，在尺側腕屈肌腱之橈側，腕橫紋上一拇指寬處，左右各一。

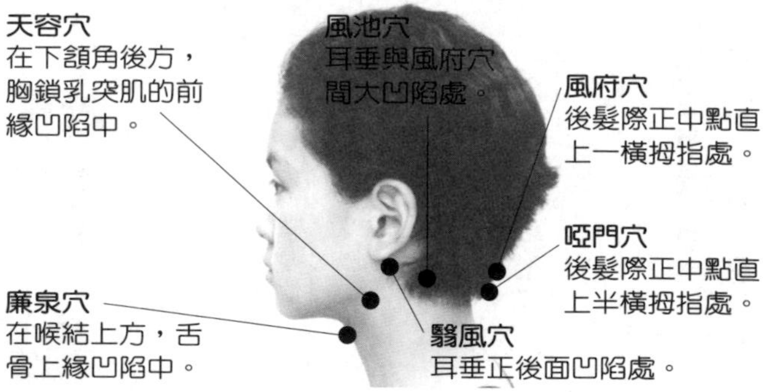
天容穴
在下頷角後方，胸鎖乳突肌的前緣凹陷中。
風池穴
耳垂與風府穴間大凹陷處。
風府穴
後髮際正中點直上一橫拇指處。
啞門穴
後髮際正中點直上半橫拇指處。
廉泉穴
在喉結上方，舌骨上緣凹陷中。
翳風穴
耳垂正後面凹陷處。

## 重病患者的照顧

久臥病床的人，如中風、癌症或其他不良於行的重病患者，通常照顧他（她）的人，為了怕病人營養不夠或進食吞嚥較容易，三餐的餵食總是以牛奶混合其他營養品。但往往餵食過後得馬上費力的「拍痰或抽痰」，這問題是出在那裡呢？

牛奶雖然很營養，但對於生病的人往往會產生更多的「痰」出來，阻塞呼吸道，引發危險。有的人甚至於把藥混合在牛奶中餵食，然而牛奶會中和藥性，此種有藥味的主餐，不但病人視為畏途，即使吃了也等於沒吃，使治療效果大打折扣。

牛奶經過高溫消毒後，其蛋白質主要成分成為酪蛋白（casein），它是一種質地緊密、堅硬、非常難以消化分解的凝乳（curds），也是人體很難消化崩解的一種黏液組織，會附著在人體的粘膜壁上，造成人體組織的病變和阻塞。

通常孩童在三～四歲左右一長滿乳齒後，體內足以消化牛奶酪蛋白的消化酵素，就明顯的不足或甚至不再分泌。故建議不妨以營養不輸牛奶，同樣是流體的豆漿、細燕麥片、米漿或稀飯（用果汁機將稀飯打成接近液體）來取代牛奶，使病人早日康復。

即使是健康的人，假如您開始有「痰多」的現象，可能也要減少攝取牛奶、乳酪、奶油及冰淇淋等乳製品，因為奶製品容易生痰，俗話說「痰為百病之源」，不能加以預防。如果怕鈣的攝取不夠，可多吃豆腐、豆漿、芝麻、黑豆、奇異果、綠色花椰菜及玉米湯等鈣含量不輸牛奶的食物，就不怕導致骨質疏鬆。

## 嘴巴破皮

嘴角或嘴唇內常常破一小傷口的人，吃東西時真是痛苦萬分；有的人試著補充維他命C及B群，有的人塗抹進口藥膏，有的人猛灌青草茶，似乎都沒什麼用。其實嘴巴破最主要的原因是晚睡、睡眠不足及疲勞，造成免疫力低落而引起的。如能每天睡個三～四十分鐘的午覺，晚上十點上床睡覺，三餐都有水果，以及每天早晚五分鐘的體操運動，就可迅速痊癒。

體力透支引起嘴破時，若能在每一餐飯後吃一個奇異果，另外不停地小口小口喝新鮮的紅葡萄汁（一天量2000西西以上），就可以迅速好轉。

奇異果的維生素C含量，比檸檬、柳橙等還高很多；葡萄汁能滋補血液、增力氣；而小口的喝是為了讓紅葡萄汁多混合一些自己的唾液下肚，因為唾液有滋潤五臟六腑的作用，可以有效地清理嘴角的火氣。假如沒時間自己打鮮葡萄汁，可到便利商店或超市，購買廠商所做的瓶裝或紙盒已添加維他命C的鮮葡萄汁，也很有效果。

## 肚臍問題

小嬰兒的時候，作父母的都會很小心小孩的肚臍衛生，深怕有破皮濕爛的情形發生。等到長大後，許多大孩子及大人卻常常忽略肚臍的清理，往往在看到骯髒的肚臍時，才拼命用力清洗，結果反而造成破皮。

傳統醫學認為肚臍亦是身體中能量進出的門戶之一，從肚臍周圍亦可調整全身的系統。例如我們躺下來時，不論天氣多熱，倘若不在肚臍覆蓋衣物，便容易著涼。肚臍骯髒，身體內的濁氣就多，就不健康。因此洗澡時，別忘了要洗乾淨肚臍的凹縫。或使用綿花棒沾外傷軟膏來清潔，一方面容易清髒東西，一方面也避免破皮。

## 手掌脫皮

每年秋末冬初或春末夏初的季節交替，有很多人的雙掌會逐漸脫皮，不痛不癢的，但卻很難看，尤其對愛漂亮的人來說，簡直難以忍受，有點像富貴手，可是去檢查又不是。傳統醫學認為這多半是由於體內津液、陰血虧損，意即身體過度疲勞透支，以致血液、維生素、礦物質及膽固醇等營養不足，無法滋潤修補手掌皮膚而引起的過敏脫皮。

建議應當早睡（九點入

睡）早起，多吃營養豐富的菜湯類，如佛跳牆（內含栗子、芋頭、鴿蛋、干貝、海參、魚皮、竹筍等。）、三絲髮菜羹（內含髮菜、筍絲、香菇、金針菇、黑木耳、紅蘿蔔絲等。）、海鮮粥麵（內含豬肝、蝦、蛤蜊、花枝、魚丸、魷魚等。）、柴魚紫菜湯、仙草雞湯，及魚卵手捲、蝦手捲、奇異果、木瓜等，即可逐漸轉好。

## 指甲上的白斑多

指甲上偶爾會出現一點一點的白斑，尤其小朋友手上的中指和無名指，時常會有這種現象，如果不是修剪指甲時意外受損或經常必須接觸化學藥劑的人，那表示此人體內的微量礦物質「鋅」不足，會造成抵抗力減弱，導致常感冒發燒，或皮膚長癬。

假如指甲上的白點很多，甚至於每隻手指都有白斑，或者白斑擴大到整個指甲，提示缺鋅嚴重，影響ＤＮＡ（去氧核糖核酸）和ＲＮＡ（核糖核酸）的合成，影響每個細胞的更新及修繕，可能造成眼睛、腎臟、腦部、骨骼與性能力衰退，生殖器發育不正常，陰毛稀少，不能生育。

建議多吃富含鋅的食物，如貝殼類（蛤蜊、牡蠣、九孔、鮑魚、干貝、海瓜子、西施貝等。）、堅果類（松子、核桃、栗子等。）及蔬菜湯，並少喝會利尿的飲料（咖啡、啤酒、西瓜汁等。），指甲即可逐漸變漂亮。

## 指甲上縱紋多

指甲上的凸起或凹下的溝狀細長縱紋，通常會隨著年齡的增長，而增加其數目及密度，一般而言正常人在四十歲以後，才會愈來愈明顯，此為一種正常的指甲角質老化過程。

但現在很多年輕人卻已有這種密密麻麻的縱紋，主要是因為長期的晚睡或失眠、晝夜顛倒的夜生活多、過度消耗腦力、喝酒應酬多、體力時常透支、吃藥過多或肝病患者等。建議減少工作量和吃藥，早睡早起，及多用食療和運動。如在早餐時，除平日飯量外，再吃一大湯匙堅果及二個奇異果，和每日至少運動十分鐘，以增精力、抗衰老及新陳代謝。

## 手指肉刺

指甲附近出現肉刺，在盥洗、做事或穿衣服時，常會有小刺痛，令人很不舒服，尤其小朋友或婦女的手上，出現較頻繁。此種情形多半是因為晚睡、免疫力降低、維生素A及$B_2$攝取不夠、水份不足或富貴手等造成。

建議早睡早起，多吃富含維生素A的水果（芒果、哈密瓜、杏子、柿子、油桃、橘子。），富含維生素$B_2$的食物（豬肝、酵母、煮熟的蔬菜、菜湯。），並且每天適度的運動，就會減少肉刺的產生。

## 男子不孕

男性精蟲減少（低於六仟萬）與精子活動力弱時，都會減少受孕的機會，大多因為抽煙、穿太緊的褲子、性病、靜脈曲張與常在高溫的環境下工作。徹底改變生活習慣，並在每天睡前以右手掌按在下腹部，左手掌貼在後腰中央，雙手掌同時上下按摩，同時胯下和腰部隨著上下起伏擺動十分鐘，即可恢復正常的數目和能力。

這個動作雖然有點不雅，好像邁可傑克森在熱歌勁舞時，故意強調生殖器官的招牌動作，但只要勤練此招，確實能夠加強性能力。

男子不孕按摩穴道部位

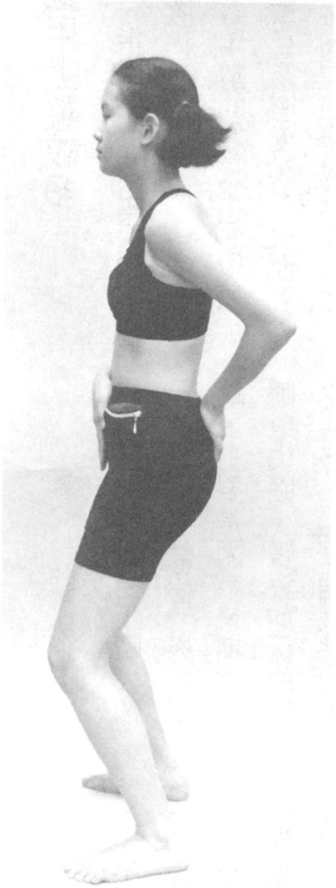

以右手掌按在下腹部，左手掌貼在後腰中央，雙手掌同時上下按摩，同時胯下和腰部隨著上下起伏擺動。

## 增加精蟲數目與活動力

男性精蟲稀少與精子活動力弱，以致減少太太受孕機會時，可在每天傍晚時吃36尾水煮蝦，吃完並散步500步（可在室內走）以助吸收；不怕腥及敢喝酒的人，可用生溪蝦60尾，泡在二瓶高粱酒裡，浸足二個月後，每天晚餐前喝50西西。

不管吃水煮蝦或喝蝦酒，都得持續二個月以上，再去檢驗，精子的數目及品質一定進步很多。記得服用期間儘量不要行房，以免前功盡棄。

## 重振雄風

本病最常見的症狀是指性慾減退低下，或甚至於沒有性慾、無法勃起、勃起的力量維持不久、勃起的次數減少、在性交前無法控制而射精、性交後少於一分鐘即發生射精並隨即萎靡不振，或無法達到高潮，不能射精等，對於病人的精神狀態、自信心與自尊、家庭安定，以及夫妻之間關係的穩定，往往有著莫大的困擾和影響。

最近威而剛藥品鬧得滿城風雨，但仍有其危險性。事實上婦女朋友們可幫丈夫按摩胯下，或由丈夫自我按摩，即可重振雄風。

方法是每日晨起睡醒

時，及晚上睡覺前，以五指尖上下摩擦男性生殖器與肛門之間的地區（即會陰穴），每次約按摩六十～一百下，上下算一次，若能摩擦至微微興奮最佳，惟記得調整期間暫勿行房。一般療程約需三個月，快則數星期，長則半年，就可擺脫陽痿早洩的毛病，簡單又無害，不妨一試。

## 感冒發冷顫抖

感冒傷風的時候，除了發燒的症狀外，往往會發冷得厲害，即使吃了藥、打了針及蓋了幾層的毛毯，在厚重的棉被裡照樣冷得發抖，這是因為身體的體溫控制，受到了風寒的束縛（病毒的干擾）。

這時可以趕緊上下搓熱病人的頸椎10～30分鐘（記得要塗抹些橄欖油，以免擦破皮。），因為脖子後面正中央線屬於針灸經絡中的督脈，其中「啞門穴」（第一頸椎下凹陷中，後髮際正中直上半個大拇指寬處）的深部即是延髓所在，按摩此處能刺激延腦控溫中樞，調節全身的體溫恢復正常，病人的發冷顫慄就能減輕。

感冒發冷顫抖按摩穴道部位

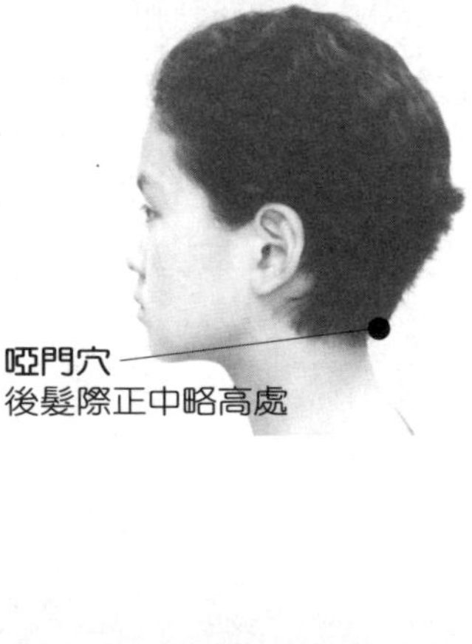

## 感冒速戰速決法

感冒剛開始時，倘若僅有流鼻水、鼻塞、白色稀薄的痰、全身痠痛和無力等現象，而沒有喉嚨痛及發燒症狀時，可將「蔥、蒜頭及生薑」，各切碎一小匙，以一碗溫溫的菜湯全部喝下去，幾個小時後，清清的鼻水會轉變成黃黏鼻涕，痰也會變成黃稠易出，全身的痠痛逐漸減輕，此即表示感冒病毒已經被免疫系統，及蔥薑蒜的殺菌作用給殺死了，很快就會痊癒。

## 登山爬坡冒冷汗時怎麼辦？

去野外郊遊登山時，常會遇到較長的階梯或上坡路段，如果一下子走的太急，在剎那間會突然臉色發白、冒冷汗、呼吸急促得像吸不著空氣，甚至昏倒。此時在荒郊野外沒有醫生怎麼辦？可以趕緊：

- ●掐人中（強心、增加氧氣的吸收。）
- ●用拳頭下緣的肥肉，由肩膀往下輕輕拍打手臂內側中線，可平衡血壓、心跳過快或過慢。
- ●接著用拳頭下緣的肥肉，從腳踝內側上緣，沿著小腿中線，和大腿中線敲打按摩，一直拍到鼠蹊部為止，每次每一腿至少拍打十分鐘，敲打的力量必須要能感覺到酸痛，才表示有作用到，可使下肢的血液循環變好，減輕心臟的負擔。

●再喝點水，休息一下，就沒問題了。本法也可用在中暑或其他休克（無明顯外傷）需要急救的時候。

登山爬坡冒冷汗按摩穴道部位

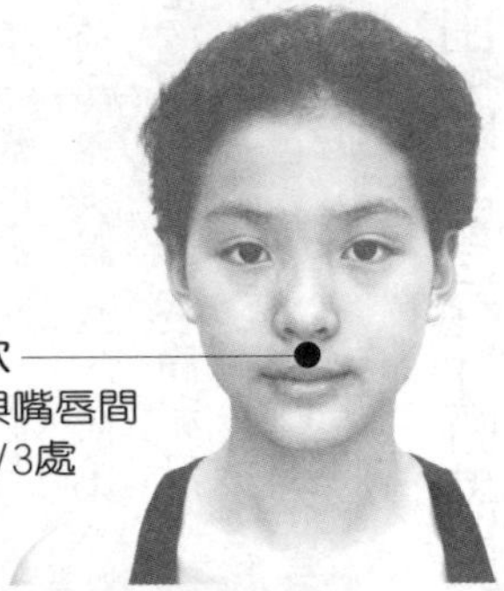


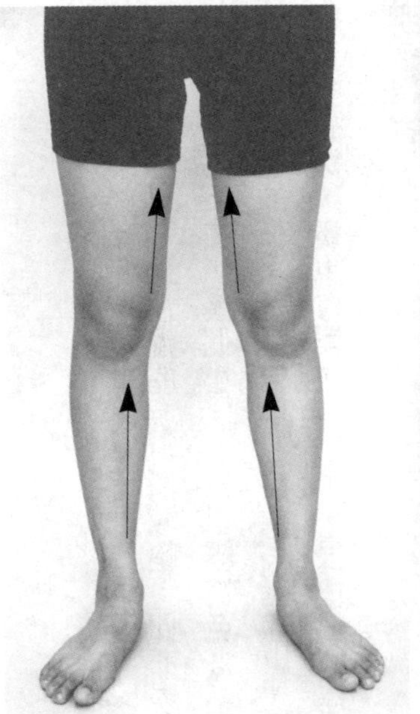

以拳頭下緣從腳踝內側上緣，沿著小腿中線和大腿中線敲打按摩，一直拍到鼠蹊部為止。

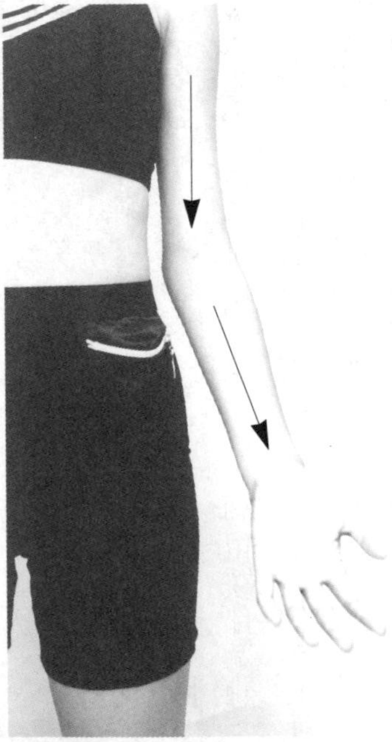

以拳頭下緣由肩膀往下輕輕拍打手臂內側中線。

## 出汗過多

夏天天氣熱，流汗較多，本屬正常。倘若動不動就全身是汗，那就表示身體有問題。因為流失太多的汗，體液會失去平衡，使人特別疲勞虛弱，甚至引發心臟衰竭，傳統醫學稱此現象為「汗多亡陽」。

可用兩種食物來調整，方法是用乾桑葉三錢（中草藥房有賣）及紅棗7個（每個皮劃開幾道），水六碗，將水煮成褐色，當茶喝，常常喝即可改善出汗過多的現象。

## 不安全感及驚恐

不安全感及驚恐是一種現代愈來愈常見的疾病，發作時會有顫抖、心悸、暈眩、胸悶、出冷汗、呼吸困難、感覺異常及瀕臨死亡的恐懼感，對日常生活影響甚大。

**沒有安全感及驚恐**
**按摩穴道部位**

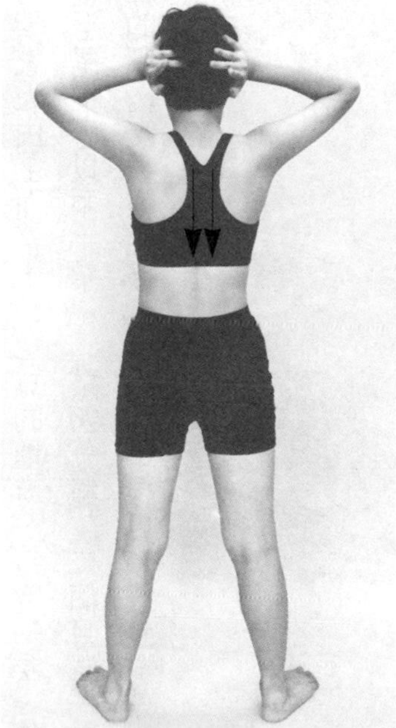

由上往下按摩整條脊椎周圍。

針灸常用足太陽經絡的背俞穴來取得良好療效，其穴位在脊椎兩旁，左右各有34個穴道。患此病者可請家人由上而下，從胸椎至尾椎，以兩手拳頭下緣的肥肉交替輕輕敲打脊椎兩旁，約兩個手指寬的地方，每晚一次，輕敲20分鐘，二個月為一療程，一樣可以達到療效。

*10 minutes*

# 2

# 皮膚及頭髮問題

皮膚及頭髮問題

皮膚不良的原因相當廣泛，或因食物引起過敏（如吃了蛋類、牛乳、竹筍、油炸物、海鮮、芒果等），或因精神因素（如神經緊張、心事多、鬱卒等），或因體內濕熱粘滯，或因感冒風邪併發，或因肝功能異常，或因長期晚睡熬夜，或因內分泌紊亂（甲狀腺、性激素異常等），或因過食冰品，或因血液燥熱，或因月經不調等等所引起。

應當找出真正的發病原因，調整正常的生活習慣，宣洩積壓的情緒，並配合食療、按摩及氣功運動，肯定會讓您的肌膚有一番新的風貌。

## 我的戰痘經驗

青春痘發生的主因大致可分為以下數種：

1.便祕：平日好吃辣椒、餅乾、薯條等油炸辣味類食物，影響排便的順暢，形成「下不通則瘀上」。

2.內分泌不正常：晚睡、熬夜最容易引起所謂「虛火上昇」，最好在晚上十一點以前就寢。

3.月經不調：情緒緊張、好吃冰飲料等，都會造成月事不順，導致痘多。

4.新陳代謝紊亂、皮脂分泌太過旺盛：好吃肉類、動物的皮（如牛排、雞鴨腳、豬頭皮）等，此類人的體質通常有很多頭皮屑。

5.細菌感染：青少年朋友喜歡用指甲去擠青春痘，常愈擠愈嚴重，那是因為手指上有許多看不見的細菌作怪（如座瘡棒狀桿菌）。

6.肺部功能不佳：「肺主皮毛」，皮膚乃是肺部的管轄區，負有協助肺部調節整體呼吸之作用，如常吃冰品、冰飲料，或騎機車未置風鏡，冬夏直灌冷熱風，洗頭不吹乾等，太過冷熱潮濕，都會影響臉部、肺部功能。

讀者可參考以上的原因，改變生活飲食習慣，對症下藥，否則就算花再多的金錢在藥物上，也是罔然！

## 吞黑豆去青春痘

有位楊姓好朋友是某大航空公司的空中小姐，常需往來世界各大洲，由於其工作的性質、壓力及時差的關係，睡眠與內分泌較不穩定，造成長期滿臉青春痘，雖試過各國名牌的化妝品及就醫，依然無效。

後來筆者建議她嘗試名中醫師張步桃先生的黑豆養生法，每日晨起空腹以淡鹽溫開水，生吞49顆洗淨的青仁黑豆（黑皮補腎，綠肉補肝，可解毒活血，明目利水），果然三個星期後臉上的青春痘統統不見了，可說是價廉物美的美容妙品。

## 搖頭晃腦去青春痘

如果已經試過各種方法來消除青春痘還是沒效時，不妨每天左右搖晃頭部，像鐘擺一樣，但注意不是要旋轉脖子，左右擺動來回算一次，每天需搖頭晃腦90次，這樣持續幾個星期下來，就會發現痘子愈來愈少。

因為五臟六腑所有經絡（氣血）的主幹線或支線，都會經過頸部，只要頸部的氣血暢通，不管是因火氣大、壓力大、便秘、內分泌失調或青春期等問題，所產生的青春痘，都會逐漸消失。體質較虛弱的人，剛開始搖頭時，容易頭暈，不妨在搖的時候閉上眼睛，就不會覺得頭暈。

搖頭晃腦去青春痘

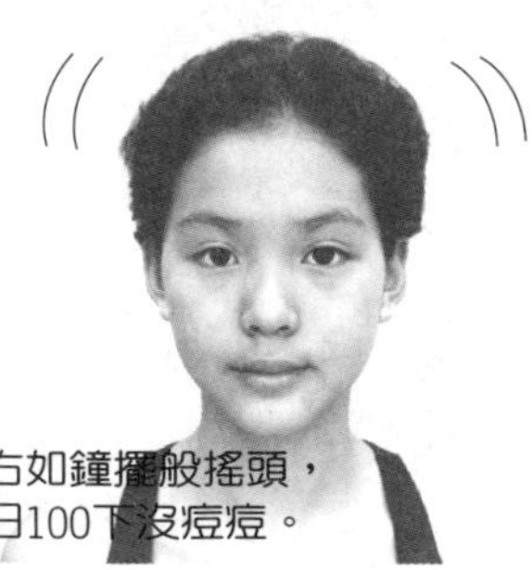

左右如鐘擺般搖頭，
每日100下沒痘痘。

## 痘痘出現的身體反射部位

根據傳統醫學的面針穴位反射區顯示，青春痘在臉上冒出的位置，往往與身體某一個器官的功能或循環之異常有關，換言之即是身體所發出的早期警訊，應當重視和立即處理才是。

舉例來說，如果痘痘

長在前額中間，則表示咽喉發炎；如果痘痘長在兩眉之間，即表示此人的肺部或氣管有問題；如果痘痘長在鼻根（兩眼內眼角之間），則表示心臟循環不順；如果痘痘長在鼻梁中間，則表示肝功能不佳。

如果痘痘長在鼻尖上，則表示脾臟和消化功能不佳；如果痘痘長在鼻翼，則表示胃火；如果痘痘長在顴骨正下方，則表示大腸燥結便秘；如果痘痘長在內眼角正下方，則表示小腸吸收不良。

如果痘痘長在人中，則表示子宮或膀胱功能不佳；如果痘痘長在頰側，則表示腰腳循環不佳；如果痘痘長在顴骨與耳朵之間，則表示腎功能不佳。應當對異常部位找出致病原因，並加以調整，以免轉變成較大的毛病。

痘痘出現的身體反射部位

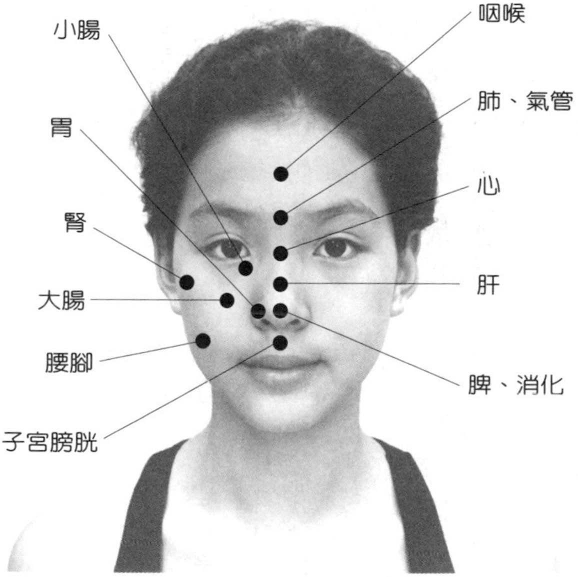

## 頰側青春痘

國中及高中學生常在他們的臉頰邊邊，長滿了一小群一小群的青春痘，除了青春期的內分泌不調和問題之外，最可能的原因是大多數此類同學，在看書聽課時，對不中意的課程，總喜歡一手托腮，另一手轉著原子筆玩，久而久之壓迫到頰側的血液循環，並且將手上的細菌帶入臉上的毛細孔，引起青春痘。建議常洗手洗臉、不要托腮及超過十一點睡覺，症狀就可轉好。

## 皮膚病的根源

如果身上的皮膚病老是治不好？另外一個可能的原因是與肺部、氣管功能的失調有關。皮膚及毛細孔亦是肺部系統的管轄區，負責協助呼吸系統的運作、調節體溫的發散和收斂、與排洩部份的體內代謝廢物，正如中國傳統醫學所言「肺主皮毛」是也。

勤練加強肺部、氣管等呼吸系統的運動，如氣功吐納、達摩易筋經、太極拳、香功、八段錦、擴胸運動等，惱人的皮膚問題，當可不藥而癒。

## 皮膚病少吃南瓜、荔枝

皮膚潰爛的人，應少吃南瓜，因為南瓜的植物性蛋白質脂肪高，容易使潰爛地區更加惡化，尤其胃熱的人，吃多了南瓜後會導致腹脹氣滿。另外皮膚不好的人，也不要吃竹筍、茄子、炒的花生、芒果、荔枝、佐料多口味重的餅乾與炸的、烤的食物，因為這些食物不是本質燥熱，就是「性厲」，較易引起過敏。

## 運動後勿馬上吃海鮮

運動後，假如立刻吃海鮮，較容易得蕁痳疹或皮膚過敏症，那是因為海鮮類食物大都是異性蛋白質，且蝦、螃蟹、蚵等有殼的海鮮，組織鞍含量高，在消化這些食物時，需要大量的氧氣來代謝它。

而運動後的身體體內乳酸增高很多，正是「缺氧」的時候，此時吃海鮮會再耗掉很多氧氣，使肝臟及皮膚的代謝更加勞累，無法有效排泄廢物，而引起皮膚過敏，所以運動後千萬不要馬上吃海鮮。

## 皮膚常瘀青

很多婦女朋友動不動就發現身上一處一處的小瘀青，但也不曉得是什麼時候撞到的，可能輕輕一碰就留下了痕跡，只覺有礙觀瞻。

其實這類問題，多半是因為「微循環」不佳所引起。人體微細血管介於動脈與靜脈之間，大約100億條，是細胞間交換氣體、氧分及廢物的場所，循環不良自然容易瘀傷。

平日晨起及睡前至少做五分鐘體操，並在晚餐時喝一小杯紅葡萄酒或高粱酒30西西，或每天晚上以熱水泡雙腳二十分鐘（熱水裡加一大匙醋），促進血液循環，瘀青自然就會減少。

另一方面，也可以到中西藥房購買傳統老藥膏「紫雲膏」，在容易瘀青的部位塗抹按摩十～三十分鐘，因為紫雲膏能化瘀生新、長肌肉，很快就可減輕瘀血。

## 請你的皮膚喝酒

中國人逢年過節喜歡送酒當禮物，但對於那些不愛喝酒的人，美酒往往變成家裡無用的擺飾品。

其實我們在洗泡澡時，可將半瓶酒倒入浴缸中，當酒香四溢時，令人心曠神怡，不但能消除疲勞、滋潤皮膚和幫助睡眠，起來後身上還有一股淡淡的迷人體香。偶爾慵懶放鬆一下，明天將更有精神打拼！

## 香港腳（足癬）

今夏天氣悶熱，香港腳患者增多，往往令人奇癢無比，鞋襪臭氣沖天，病情時好時壞，且其傳染力及繁殖力強，多半不易斷根，讓人身心皆倍受困擾和折磨。

香港腳係由旋毛蟲菌、化膿菌、黴菌、沙蟲菌及癬菌等混合傳染而成，專門在腳趾縫、腳側和腳底分泌角質溶解脢，侵入皮膚後分解角蛋白組織，汲取營養而滋生繁殖。每每將皮下穿成小孔和隧道，做為它的巢穴。

患處皮膚濕潤，表皮成片剝落，皺褶處裂開，尤其以第四個腳趾頭和最後一個腳趾頭之間最為厲害。若用力搔癢則皮膚粉屑層層脫落，容易流黃臭水。潰爛嚴重者鱗屑剝落可見紅肉（鮮紅的皮膚），疼痛而不能行走，影響日常生活頗大。患者以青少年為多，大都是傳染而來。

**香港腳難以根治原因與因應辦法：**

1.為多種菌類合成，性質複雜，每一種藥膏多半只能殺死其中幾種細菌，無法將它全數殲滅，加上其繁殖性強，過不了多久又繁衍起來。所以建議早中晚三個時間，分別使用不同廠牌的藥膏來對付它。

2. 都是在皮下竄生，藥膏不易深入攻之，塗抹時得用力多揉幾下。即使皮膚表面看起來好像已經全好了，仍要繼續塗抹藥膏一～二個月，以確保深層細菌完全死光。而且塗抹藥膏時，記得必須由患處外圍由外往內塗抹，因為由內往外塗抹，容易使細菌往外擴張版圖。

3. 香港腳菌類性喜濕熱，建議多穿涼鞋，或有很多小洞洞能透氣良好的鞋子。如果上班不能穿涼鞋，建議多帶一雙鞋襪，在中午休息時換穿，以保持鞋內乾爽舒適。絕對不要每天穿同一雙鞋子，以免濕的腳氣在鞋內無法蒸發，增加菌類。倘若您只有一雙鞋子，建議每晚用電風扇吹乾鞋內。運動鞋汗水尤其多，得特別注意。

4. 有輕微香港腳者，千萬不可去游泳，因為此等菌類遇水則繁殖更快，馬上就會讓您爛到看見皮下真肉，疼痛不堪。

5. 洗澡洗腳時，只用清水洗，不宜使用肥皂或其他沐浴乳，否則會刺激傷口。

6. 平常坐下來的時候，可把腳抬高跨著，使足部循環變好，加強本身的抗菌殺菌力量，就可加速痊癒。

7. 若患處皸裂潰爛，可至中西藥房購買中國傳統老藥膏「紫雲膏」來塗抹，此方具有消炎鎮痛、殺菌及癒合傷口之功能，對於排膿和搔癢亦有效。並購買中草藥做的痱子粉，灑在鞋底。

8. 若患處尚未破皮潰爛，

可至西藥房購買薄荷腦，每天用力塗抹患部至發亮為止，可除濕殺菌。亦可買些爽足粉灑在鞋內，即便痊癒了，仍然要繼續灑粉一段時日，以免復發。

9.由於香港腳菌類傳播迅速，在旅館、健身房、游泳池、家裡地板行走時，最好穿上自備的拖鞋，以免赤腳被傳染到或傳染給別人。

10.不要摳摳腳後，沒洗手又去摳身體其他部位，很容易變成香港手、香港耳等。

11.當兵時，因洗的掛的都是同樣的黑襪子，不要拿錯別人的襪子來穿，以免得到香港腳。

12.選擇適當的通氣鞋墊，並時常更換清洗。

13.腳汗特多的人，很容易得到香港腳，不妨每日站在竹筒（筆筒）上十分鐘，來改善腳汗。

14.可使用「遠紅外線」來治療香港腳，遠紅外線是一種現代物理治療方法，有除濕、消炎、癒合傷口及促進全身微循環等功用。目前許多醫院、診所均使用遠紅外線照射儀器配合治療疾病（如台南成功大學附設醫院皮膚科、台北耕莘醫院中醫部、花蓮慈濟醫院中醫部、彰化秀傳醫院等等）。

總之，平日腳趾縫要常洗乾淨，鞋子、襪子要常換洗，保持乾燥清爽，並多運動腳趾頭，暢通血液，使細菌不易繁殖寄生，就不易有香港腳的煩惱。

## 雞眼

時下的青少年喜歡每天穿同一雙名牌的運動鞋或皮鞋，有的鞋頭狹窄，腳趾頭的活動空間很小，加上每天穿，沒有讓鞋裡充份透氣，以致常常會造成雞眼的產生。

雖然使用過各種藥膏，效果仍然有限。除了選擇換穿較寬大的鞋頭，及每天換穿不同的鞋子以外，可到中藥房或中醫器材行購買一兩艾絨（艾草較細的部份），每晚將一點艾絨捻成米粒大小的艾柱，以水沾在雞眼的上面，然後用火柴或打火機點燃艾粒的最上緣，此時火苗會逐漸往下燃燒到底層。假如感覺太熱痛，可馬上以手掌，將它快速拍息。一般連點三粒，效果絕佳。燒過的皮層會有些微焦黃，且慢慢脫落。

據「本草從新」記載，艾葉生性溫熱，氣味辛烈，能夠通暢十二條經絡（身體的主要循環路線），調理氣血，驅逐寒濕，止血，調經安胎等，而且艾絨燃燒時火力溫和漸進，能直透皮膚與肌肉深層，效果較其他物品為佳，也不會令人灼痛不堪，故可以療治頑固的雞眼。

10 minutes

# 3

# 婦女常面臨的困擾

婦女常面臨的困擾

## 經前腹痛

婦女月經來之前，腹部隱隱抽痛，甚至於臍腹絞痛，此乃「血澀不行」，意即子宮及腹腔的循環不佳，應每天用拳頭下緣的肥肉，從腳踝內側上緣，沿著小腿中線，和大腿中線敲打按摩，一直拍到鼠蹊部為止，每次每一腿至少拍打十分鐘～半小時，敲打的力量必須要能感覺到酸痛，才算有效。

**宜多吃能通血的食物，如：**

- 蓮藕湯、蓮藕茶、蓮藕粉糊（能去瘀血生新血）
- 紅菜（補血通瘀）
- 黑芝麻（具抗氧化和清血作用。每碗飯中加一撮黑芝麻，炒熟的黑芝麻可在超市中購買到。）
- 蔥白（含揮發性油，能通陽解毒。煮麵食時多加一些蔥白。）
- 菠菜（能補血、活血、助消化。）

**經前腹痛按摩穴道部位**

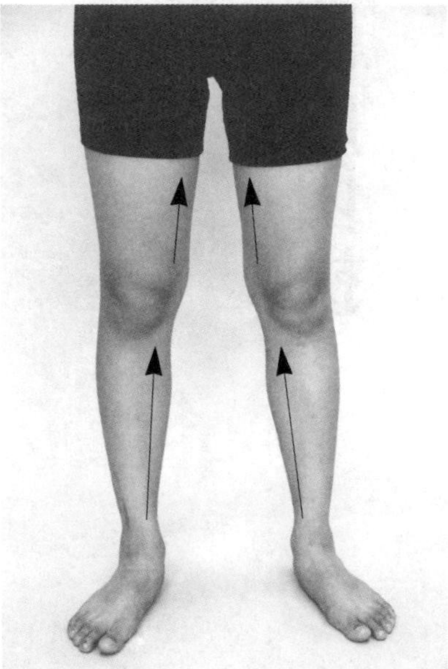

用拳頭下緣從腳踝內側上緣，沿著小腿中線和大腿中線敲打按摩，一直到鼠蹊部為止。

- 韭菜（補虛、治腰膝痠痛，可吃韭菜炒肉絲、韭菜餃子。）
- 紅糖薑湯（紅糖含鐵量高，可助造血、活血化瘀；薑可活血、祛寒、增溫、發汗及除濕。）如果自己沒有時間煮，可到超市購買紅糖薑茶包來沖泡，就可緩解疼痛，並可改善體質，減少下次發生同樣的情形。

## 月事期間怎樣保養？

在月事來臨之前，儘量少去水冷的地方游泳，尤其是山上冷泉，或溪水、河水裡游泳，以免影響子宮的功能。例如陽明山前山的游泳池，池水非常冷，常有人嘴唇凍得發紫（血液中缺氧嚴重）、手腳抽筋。

在月事期間，少吃冰冷的食物，如西瓜、橘子、香瓜、葡萄柚、汽水、可樂、椰子汁、大白菜、生的小黃瓜、冰品等等，以免造成子宮內膜的正常擴張增厚受阻，無法為受精卵在子宮內著床作好準備，或形成出血量太少、經期延後、下回不來，或甚至月經突然停止，子宮肌停頓在充血狀態，導致子宮肌纖維化，逐漸腫大而形成子宮肌瘤、子宮內膜異位及不孕等毛病。

其次少吹風，若騎乘機車一定要戴安全帽、穿外套，機車最好要有擋風玻璃，以免風淫日積月累侵入身體，變成經痛。也不要吹冷氣，如在辦公室裡，可圍一條絲巾於脖子上，以免循環變差，手腳冰冷，頸肩僵硬，落枕連連。

此外，宜少提重物，因為可能會造成月經的出血量過多。也不要經常生氣或憂愁，因為生氣或憂愁都會影響子宮卵巢等的內分泌和機能，造成不孕症的產生。特別注意不要晚睡（超過晚上十一時）與熬夜，漸漸就可將體質轉弱為強。

## 月經超前或經來不止

月經時常提前，月經來後仍點點滴滴，一～二星期都不停止，多半因為長期晚睡及嗜好辛辣的食物，造成「血熱妄行」，意思是說肝臟及子宮的機能太過亢奮，影響血循環異常。應少吃辣椒、咖哩、火鍋、煙酒、餅乾、燒烤及油炸等食品，宜常吃：

- 地骨露（甘寒可清虛熱和涼血，以地骨皮五錢，水十碗，煮沸後再煮十分鐘，加蜜當茶喝，三餐飯後喝一杯。）
- 菊花枸杞茶（菊花可清除風熱，枸杞子養肝，以杭菊五朵，枸杞子十粒，泡熱水一杯；或至超市購買各飲料廠所出的菊花茶罐；三餐飯後喝一杯。）
- 紅葡萄或紅葡萄汁（益氣除煩。每日生吃一串紅葡萄，若打成汁，要馬上喝，以免營養流失。）
- 生蓮藕打汁或蓮藕湯（去瘀血生新血。新鮮蓮藕洗淨，切小塊，加些白開水，打汁去渣，再加一點冰糖。）
- 荸薺湯（清熱止渴。至傳統市場買削好皮的荸薺煮湯吃，煮好後加點鹽在湯裡。）
- 冬瓜湯（散熱消腫）

- 絲瓜湯（清熱涼血）
- 菠菜（能補血、活血、助消化，每天吃一盤。）
- 水梨（滋陰、退熱、又化痰。每天吃兩個。）
- 黑豆漿（退熱活血又解毒，三餐飯後喝一杯。）
- 生吃菊苣（清肝涼血。每天至少生吃一盤菊苣，或喝一杯生菊苣汁。）

此外，應每天用拳頭下緣的肉，從鼠蹊部沿著大腿中線和小腿中線往下敲打按摩，一直拍到腳內踝為止，每次每一腿至少拍打十分鐘～半小時，敲打的力量必須要能感覺到酸痛，才表示有作用到。並常用自己兩腳的腳底相抵住，互相磨擦三～五分鐘，使腳底發熱，以引火歸源。

**月經超前或經來不止**
**按摩穴道部位**

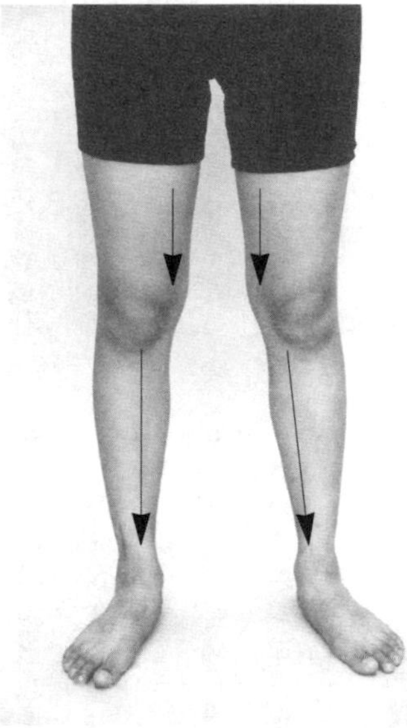

以拳頭下緣從鼠蹊部沿著大、小腿內側中線往下敲打按摩，一直拍到腳內踝為止。

## 經來腰酸

月經來的時候，容易腰酸，此即表示示「腎虛」，下腰部循環不佳，宜常吃能「滋腎補腎」的食物，如：

- 栗子（糖炒栗子、栗子糕、栗子燉肉，蒸飯時將去殼的生栗子放在飯上蒸。）、髮菜羹（可到超市或南北貨商店購買生髮菜，先泡水去砂，然後與蔬菜同炒，或和金菇白菜等煮羹。）
- 黑豆（黑豆炒苦瓜、黑豆燉排骨、黑豆漿、蔭仔蚵。）
- 麻油炒腰花（至豬販或超市購買已去白膜的豬腰，切小塊與麻油炒。）
- 仙草雞（至青草店購買乾仙草熬湯，或到熱飲店買純的燒仙草，再加入雞塊及少許的酒、紅棗、枸杞子燉煮。）
- 燒仙草（至街頭巷尾飲料店購買，趁熱喝不要等結凍，喝後排尿會增加，能利尿解毒。）
- 紫菜柴魚湯（可到超市購買配好料的便利包煮來吃）
- 烏骨雞（到傳統市場或超市購買烏骨雞，加些枸杞子來燉湯。）
- 鱸魚湯（到傳統市場或超市購買鱸魚，與薑絲來燉湯。）
- 黑棗（至中藥房或南北貨商店購買，每天可直接生吃幾粒。）
- 加州梅（美國黑棗，至超市購買，每天可直接生吃幾粒。）
- 海苔醬（至超市購買，配飯吃。）
- 龜苓膏（至街便利商店或超市購買，飯後吃。）
- 海帶（至小吃店或超市購買）
- 紅燒海參（到傳統市場或超市購買烏參，紅燒炒來吃。）

●黑芝麻飯（每碗白飯上灑些炒熟的黑芝麻，超市有賣小包裝已炒好的黑芝麻。）

●杜仲茶（杜仲五錢，水十碗，最小火煎一個半小時以上，因杜仲需久煎，才能釋出有用物質；或到西藥房、超市購買杜仲茶包，泡來喝。）

此外，每天用拳頭下緣的肥肉，從腳踝內側上緣，沿著小腿內側邊緣，和大腿內側中線敲打按摩，一直拍到鼠蹊部為止，每次每一腿至少拍打十分鐘～半小時，敲打的力量必須要能感覺到酸痛，才有效果，症狀當可逐漸改善。

經來腰痠按摩穴道部位

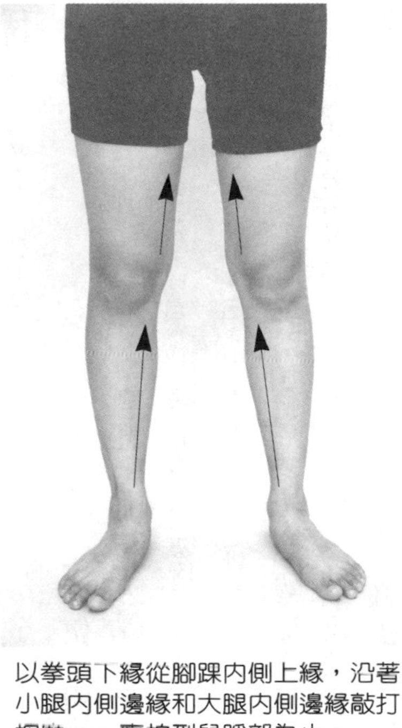

以拳頭下緣從腳踝內側上緣，沿著小腿內側邊緣和大腿內側邊緣敲打按摩，一直拍到鼠蹊部為止。

## 經來脅痛

月經來的時候，血色較暗，而且左右脅下肋骨旁邊，經常會抽痛、刺痛或隱隱作痛，導致坐立不安，此即表示有「肝氣鬱結」（鬱卒）的現象，傳統醫學認為「怒則傷肝」，情緒不穩及平日壓抑過多，都會影響到肝的運作。加上現代人常常晚睡，導致肝火上升（肝壓、肝指數升高。），更使肝臟所在的脅部不舒服。

建議多看喜劇片、多散步、找人吐心事和多到郊外走走，疏肝理氣，緩和平日緊張的情緒。並早睡早起，宜常吃：

●生蓮藕打汁或蓮藕湯（去瘀血生新血；新鮮蓮藕洗淨，切小塊，加些白開水，打汁去渣，再加一點冰糖。）

●奇異果（生津潤燥，清熱利尿，入肝腎及胃經；每日吃二個，怕酸的人可等奇異果軟一點再吃，用紙包住奇異果可使它較快變軟。）

●酸梅湯（入肝膽，生津止渴消火氣；可到中藥房或超市買酸梅湯配料煮。）

●綠色蔬菜（調肝血）

●各種綠色豆子、豆子湯（調肝血）

●冬瓜湯（散熱消腫）

●菊花枸杞茶（菊花可清除風熱，枸杞子養肝，以杭菊五朵，枸杞子十粒，泡熱水一杯；或至超市購買各飲料廠所出的菊花茶罐；三餐飯後喝一杯。）

●生吃菊苣（清肝涼血。每天至少生吃一盤菊苣，或喝一杯生菊苣汁。）

●橄欖油生菜沙拉（橄欖能清熱解毒，利咽喉而止渴生津，厚腸胃而止瀉，下氣醒酒；橄欖油可澆在生菜上直接吃，再撒一點鹽，不使用其他調味醬。）

此外，可多做「側身轉體運動」，兩腳不動，轉上半身向後看，左右交換做，左右轉體各做二十個。或每天用拳頭下緣的肥肉，從鼠蹊部沿著大腿中線和小腿中線往下敲打按摩，一直拍到腳內踝為止，每次每一腿至少拍打十分鐘～半小時，敲打的力量必須要能感覺到酸痛，才表示有作用到，以疏肝解鬱。

也可多按摩下眼眶外三分之一處（肝膽反射區），就可減輕胸脅悶痛。方法是以指頭壓眼眶達30秒～一分鐘，必須重複壓放幾次，壓的時候要把精神集中在指頭的力量上，所謂「凝聚心力」會產生意想不到的效果。左右眼的下眼眶都要壓，使下眼眶的內外眶緣的骨肉，都能感到酸麻脹痛，才有效果。

**經來脅痛按摩穴道部位**

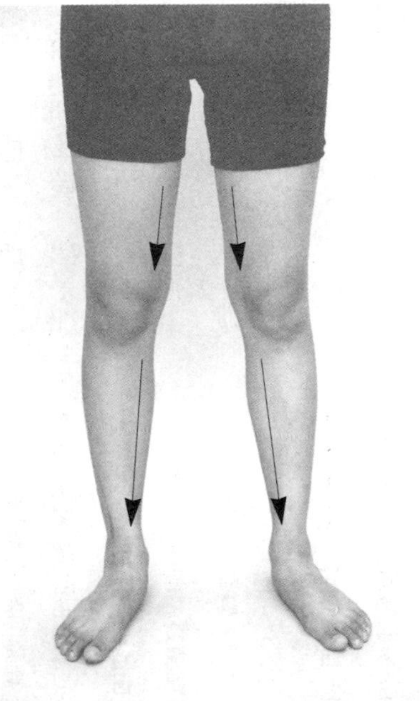

用拳頭下緣由鼠蹊部沿著大腿中線、小腿中線往下敲打按摩。

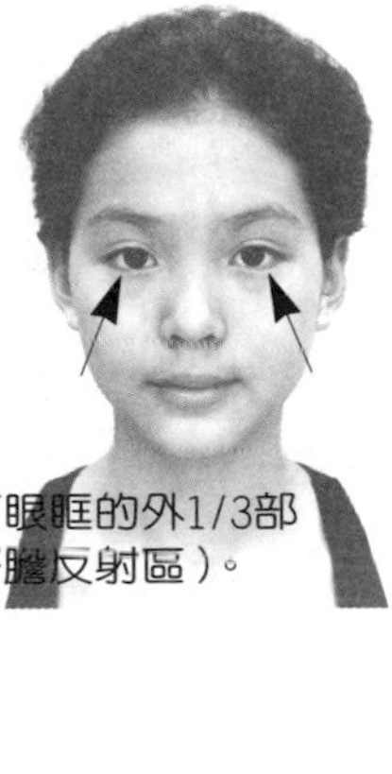

按摩下眼眶的外1/3部份（肝膽反射區）。

## 數月行經

體虛氣弱的婦女朋友，每每因血少或血液凝滯，而經期落後，如果加上貪涼吃冰，可能幾個月才來一次月經，日後種下不孕或其他婦女疾病。應常喝營養的熱湯來補血通血，如：

- 豬肝湯（補血）
- 薏米雞湯（補虛除濕，至超市購買薏仁，每次用半碗的薏仁與雞骨頭數塊燉湯。）
- 四神湯（健胃去濕，可到中藥房買配料來燉，吃素者不必加豬小腸去燉。）
- 海鮮濃湯（營養、補血，可到西餐廳或速食店購買。）
- 蔥花味噌魚塊湯（營養、通竅、補記憶；可到日本料理店購買，或到超市購買柴魚、鮭魚塊、味噌醬、海帶及豆腐煮湯，再加蔥花。）
- 玉米湯（補脾統血，可到超市購買玉米罐頭回來煮湯，或至速食店購買。）
- 參鬚雞湯（補虛火，至中藥房購買人參鬚，與雞塊燉湯。）
- 蔬菜濃湯（營養、潤血，可到西餐廳或速食店購買。）
- 蓮藕排骨湯（去瘀血生新血，生蓮藕洗淨削皮切塊，與排骨燉湯。）
- 山藥排骨湯（健胃補血，至大超市或傳統市場購買山藥，生山藥洗淨削皮切塊，與排骨燉湯。）
- 熱豆花（營養、補鈣。）
- 桂圓粥、桂圓茶（補血安神，用龍眼乾五片沖熱水，或十幾片與米煮粥，吃完要散步半小時，以免火氣大。）

此外，宜每天用拳頭下緣的肥肉，從腳踝內側上緣，沿著小腿中線，和大腿中線敲打按摩，一直拍到鼠蹊部為止，每次每一腿至少拍打十分鐘～半小時，敲打的力量必須要能感覺到酸痛，才表示有作用到，以調氣、活化胃腸吸收功能。

數月行經按摩穴道部位

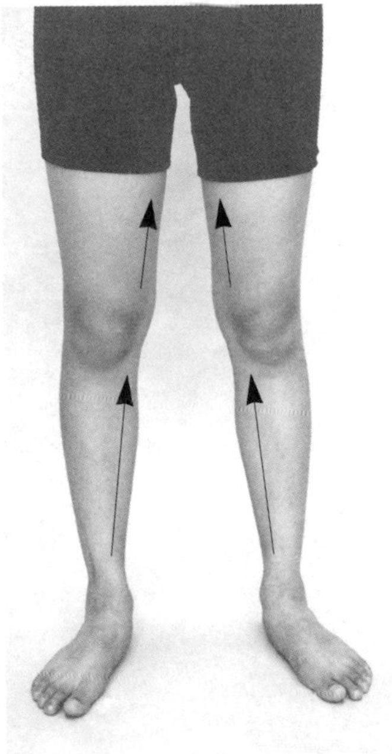

以拳頭下緣由下往上敲打小腿、大腿內側中線。

## 經來流鼻血

月經該來的時候，不從正常管道出來，反而流鼻血，這多半是因為平日吃太多辛熱的食物，燥熱影響到正常循環路線，以致於血液紊亂而逆行由口鼻而出，名為「月經逆行」。

除了少吃辣椒、煙酒、餅干、薯片、火鍋、油炸物及每餐要多吃水果外，可用一個白蕃薯（地瓜），削去皮，切成小塊，加入500西西的冷開水，打成液體，然後濾掉渣滓，再加入蜂蜜喝，每天早碗各一杯，連續三天，即可改善。

因為蕃薯可提供人體大量的膠原和黏液多醣類物質，能預防血管硬化。而蜂蜜有能降血壓、軟化血管、消除口臭、滋潤腸胃等作用。

## 經血過多

婦女經血量過多，即使每次都用加長型或夜安型，仍然會有滲出現象，常使人噁心、暈眩且行動不方便，非常討厭，此種情形不論燕瘦環肥，多半是「體內血熱」引起。

傳統醫學常用四物湯加地骨皮、牡丹皮來清理血熱。平日食療則可多吃些「性涼」的食物，如小麥草汁、黑麥汁、黑豆漿、黑木耳、小黃瓜、苦瓜、金針菜、葡萄柚、甘蔗、決明子茶、菊花茶、綠豆湯等來消火，並忌吃炸、烤和辣的食物。

每天宜多做「旋轉腳踝」的運動，每次「每腳」至少轉三分鐘以上，坐著或站著，隨時隨地都可使腳踝轉圈子，以引火歸源。

**經血過多氣功運動**

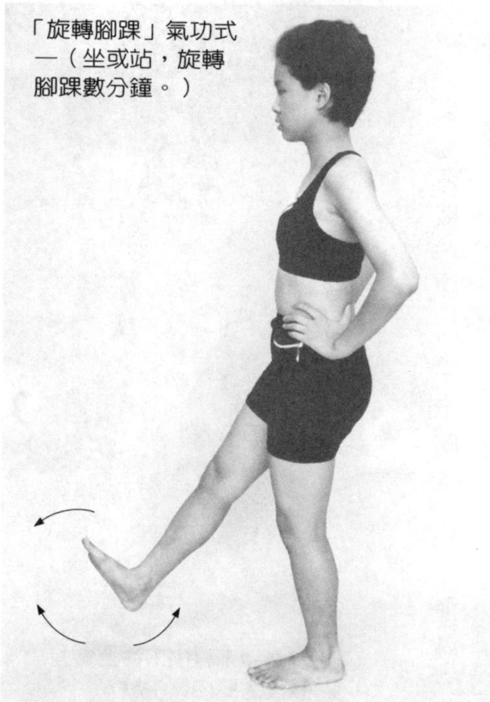

「旋轉腳踝」氣功式一（坐或站，旋轉腳踝數分鐘。）

## 肥胖經少

肥胖的婦女朋友，倘若月經來時血量稀少，多半因為「體濕痰多」，導致腹部循環不佳，經血減少，日久產生其他疾病，如時常流出清冷的黏稠液體，形成白帶。應當少吃冰品，如各式各樣的冰飲料、冰西瓜、冰香瓜、冰淇淋、剉冰等，及熱量高的食物如咖哩飯、蛋糕、巧克力糖、汽水、可樂等。

晚飯後一個半小時或睡前，做三～五分鐘的

**肥胖經少氣功運動**

「玉帶玲瓏」半倒立氣功式一(躺下、臀微提、雙腿舉高、雙手放鬆往前放。)

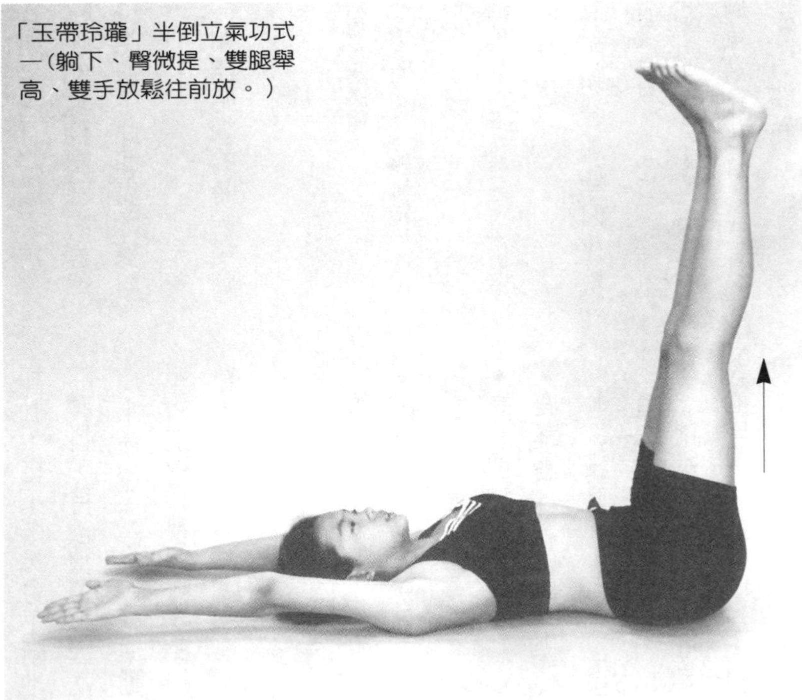

「玉帶玲瓏」半倒立氣功運動，方法是躺在床上，不用枕頭，雙手伸長，平放在頭部的上方，屁股微微提高，將雙腿舉高，使兩腳與上半身約成直角，此時肚子一整圈肥肉會感到很吃力，此即表示練對地方。

剛開始練的時候雙腳和肚子挺不久，會不斷地的發抖，持續練習下去就愈來愈穩定，使經血通暢，並會很快感覺褲頭變鬆了（瘦了）。

## 經血全無血色

月經來的時候，經血全無血色，多半因為「血少血寒」，傳統醫學常用溫經湯、人參養榮湯、歸脾湯等，來溫經補血，恢復正常血色。有此問題的人平時應當常吃：

- ●烏骨雞湯（至超市或傳統市場購買全身連骨頭都是黑色的雞，與枸杞子燉湯，能補虛勞虧損，治腹痛。）
- ●紅燒海參（能補腎，益精髓。）
- ●紅燒鰻（滋養強壯，治寒冷症、貧血症。）
- ●煮甜點時加些肉桂粉（健胃強壯，溫中逐寒，可到中藥房或大超市購買。）
- ●鱸魚湯（補五臟，益筋骨，和腸胃，治水氣，益肝腎，安胎。）
- ●山藥排骨湯（健脾胃，益肺腎，補虛羸。）
- ●高粱酒（祛寒行血）
- ●鹿茸酒（溫腎壯陽，生精益血，補髓健骨，睡前喝三十西西。）

此外，每晚以拳頭下緣的肥肉，敲打兩邊大腿內側「血海穴」十分鐘～

半小時，敲打的力量必須要能感覺到酸痛，才表示有作用到。病人採坐姿，由膝蓋向大腿內側上方，大約自己三個手指寬（不是手指的長）的肌肉隆起處，意即靠近膝蓋，股四頭肌內側頭的隆起處就是「血海穴」。

血海穴在針灸學中主治月經不調、痛經、崩漏、閉經、風疹及濕疹等血液病，能使血流旺盛，身體逐漸轉好。沒病時亦可拍打按摩此穴，以消除疲勞，使皮膚漂亮，常保健康。

經血全無血色按摩穴道部位

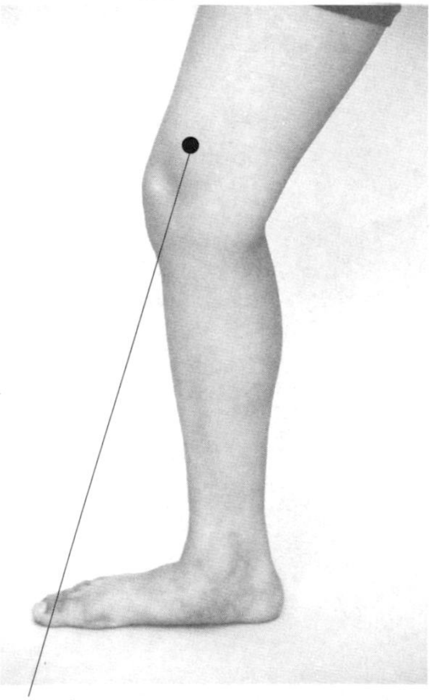

血海穴
屈膝，髕骨內上緣上方三橫指寬處，股四頭肌內側頭的隆起處。

## 經來幾點

月經來的時候，只來幾點就停了，過了五、六日或九、十日，又來幾點，一個月當中常來個二～三次不等，實在很煩人！病因多半是「氣虛血虧」，自我調整則首重補血。

最佳的補血水果為龍

眼（養血、安神、益氣。），但很多人深怕吃了會流鼻血、牙齒浮及喉嚨痛等，事實上可將龍眼洗淨，不用去殼，泡在鹽水裡一小時，再撈起來瀝乾，再放進冰箱，冰二小時再吃，這樣一來既滋補又不會火氣大。

如果不是龍眼的產期季節，可到超市購買龍眼乾（桂圓乾），每天早上細嚼慢嚥五片，或以熱水沖五片成為桂圓茶，然後做五分鐘簡單運動，如用一腳站立，即所謂「金雞獨立」的功夫。右腳站立時，兩手可打開來平衡，特別注意左腳的膝蓋，要高過自己的肚臍，即一腳支撐體重，另一腳的大腿抬高（每一腳得站立五～十分鐘，才會有作用），或散步半

經來幾點氣功運動

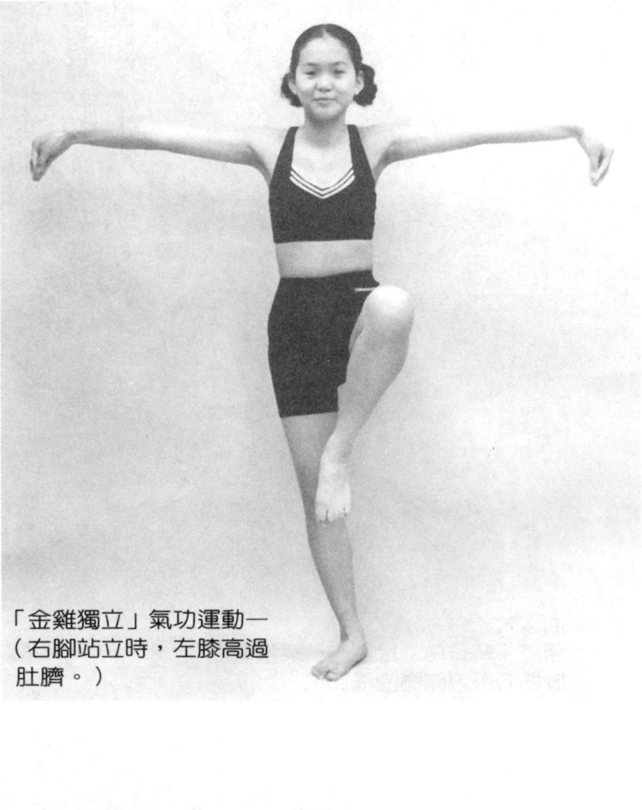

「金雞獨立」氣功運動一（右腳站立時，左膝高過肚臍。）

小時，使龍眼的火氣均勻分散，補到全身各處，就不會使火氣往上攻。

並可多吃其他含鐵量較高（容易氧化的水果）的補血水果，如梨子、蘋果、柿子（柿餅）、加州梅（美國黑棗）等，及黑芝麻飯（炒熟的黑芝麻灑在白飯上）、豬肝湯、麻油炒腰子等食物，或到中藥房購買八珍湯（四物湯與四君子湯的合方，補氣又補血，比四物湯更周全。）、人參養榮湯或歸脾湯等煎劑煮來吃。

## 經來骨痛

月經來的時候，全身的骨節疼痛，而且有時還會短暫的發燒，此乃先前的感冒尚未完全消除乾淨，寒邪仍然滯留在骨節之間所致。

應當馬上按摩頸椎和胸椎至少十分鐘～半小時，以五指尖上下搓熱脊椎，記得先塗些橄欖油、嬰兒油或其他按摩油膏，以免破皮。

經來骨痛按摩穴道部位

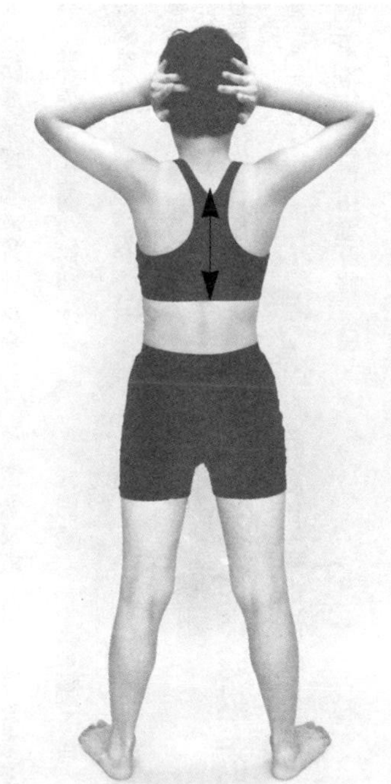

以五指尖搓熱頸椎和胸椎。

並喝些熱騰騰的稀飯如：

●白蘿蔔胡椒粥（胡椒可溫

中袪寒，白蘿蔔能理氣消食、化痰止咳、散瘀止血、解毒醒酒及止渴利尿；做法是白蘿蔔去皮，切小塊，與米煮成粥後，再撒上白胡椒粉。）

● 紅糖薑粥（紅糖含鐵量高，可助造血、活血化瘀；薑可活血、袪寒、增溫、發汗及除濕；做法是用生薑少許與米煮成粥後，再加些赤砂糖。）

● 蔥花稀飯（蔥可發汗、通陽及解毒；做法是稀飯煮好後，撒一些蔥花。）

● 茴香粥（茴香可溫肝腎、暖胃氣及散寒結；做法是小茴香先炒過，加水煎湯，再去掉渣，加入米煮成粥；或購買茴香餃子煮來吃。）

只要能多吃以上的菜餚就可逐漸減輕疼痛。

## 經來浮腫

月經來的時候，身上多處有浮腫現象，傳統醫學稱為「脾土不能剋化水」，意思是說脾臟功能不佳，不能將體內多餘的水分蒐集完全，經由肺部（出汗）及腎臟（尿出）徹底排除。

**經來浮腫按摩穴道部位**

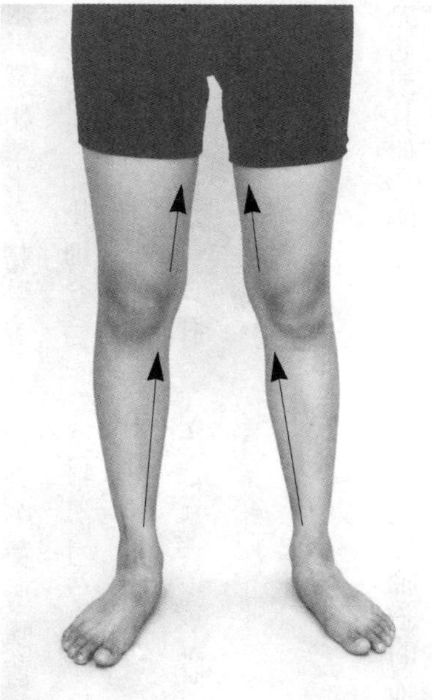

以拳頭下緣由下往上敲打小腿、大腿內側中線，一直到鼠蹊部為止。

宜多吃能「健脾利濕」的食物，如薏仁糙米粥、薏米扁豆粥、薏米山藥粥、薏米百合粥、小米粥、蔥花稀飯、蓮子粥、玉米湯、鯉魚湯及鯽魚湯等，並勿吃冰、冷飲。

另一方面每天應每天用拳頭下緣的肥肉，從腳踝內側上緣，沿著小腿中線，和大腿中線敲打按摩，一直拍到鼠蹊部為止，每次每一腿至少拍打十分鐘～半小時，敲打的力量必須要能感覺到酸痛，才表示有作用到。如此就可緩解水腫現象，並能減少下次發生同樣的情形。

## 經來小便痛

月經來的期間，每當小便時痛得好像有人在肚子裡面用刀刮你，就醫檢查後卻不是膀胱或泌尿道發炎，此乃「血門不通」影響到排尿，傳統醫學常用四物湯加上少量的通瘀行血藥，如麝香、乳香、沒藥及牛膝等，來使經血暢通，所謂「通經則癒」。

假如一時不方便求醫，可不停地由肚臍往下按摩至陰部，至少十分鐘～半小時，注意由上往下只用同一方向，不可來回

經來小便痛按摩穴道部位

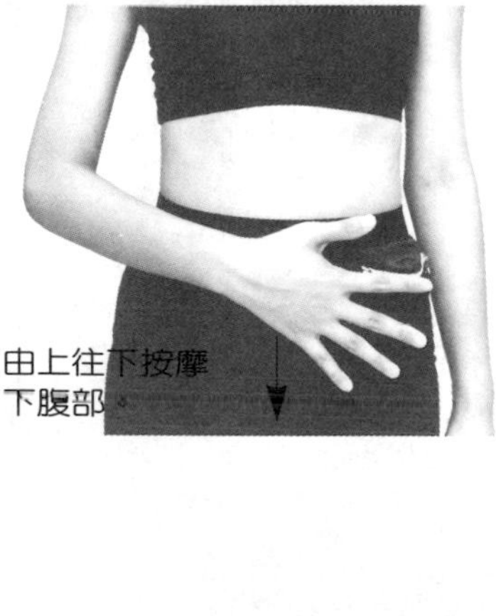

上下按摩，俾能使經血更容易下行，就可減輕症狀。另外還可多吃：

●金桔茶或陳年金桔（含金桔甘，有能強化毛細血管的作用。）

●蓮藕湯（去瘀血生新血）

●玉米湯（能補脾消腫，使尿素尿酸的排泄量增加，有降壓作用。）

●紅葡萄（補血強心、利尿。）

●紅豆湯（通便、利尿、消腫及淨化血液。）

●茄子（清熱、活血、利尿、消腫，常用在尿血、便血、高血壓、動脈硬化、腦溢血等。）

●鳳梨（利尿消腫）

多吃以上的食物可幫助行血利尿。

## 經來咳嗽

月經來的時候，自覺並無傷風感冒，但卻咳個不停，此乃肺部滋潤物質不夠所引起的「燥咳」。可多按摩兩手脈搏跳動處，及兩腳腳背（腳大趾和腳第二趾之間的上方腳背），至少十分鐘～半小時。

經來咳嗽按摩穴道部位

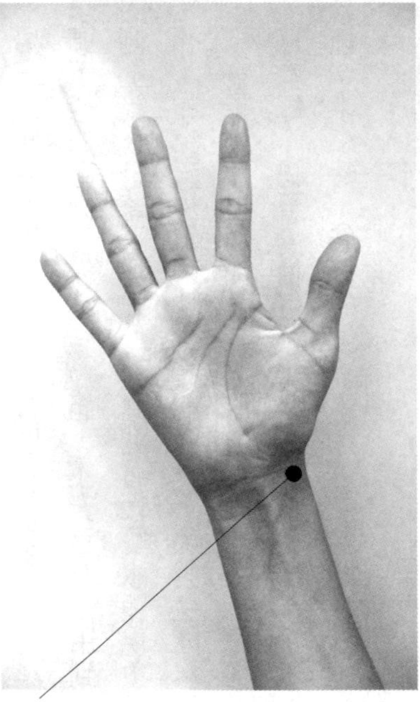

太淵穴
兩手脈搏跳動處

並且用川貝母五錢（可到中藥房購買）和水梨二個，去皮切成四半，用小碗公裝，再加水六分滿，放進電鍋燉熟（外鍋放量杯六分滿的水），分兩次吃，喝湯吃梨。或多吃核棗糕（可在麵包店、食品行購買。）、燒仙草、銀耳百合甜湯（白木耳和百合合煮，再加入冰糖；可到南北貨食品行購買材料。）、銀耳羹（白木耳和蛋清合煮，再加冰糖。）等，來潤肺去痰咳。

## 經來嘔吐

月經來的時候，自覺並無吃壞東西，但卻一直想嘔吐，沒有食慾，此乃「胃寒」所引起的。胃是一個喜歡暖和的器官，倘若遭受寒襲，就立刻會作怪。

此時應立即以手掌按摩肚臍周圍，使之發熱，每天早晚各按摩下腹部一次，按摩時以手掌按在下腹部，用順時鐘繞圓圈方

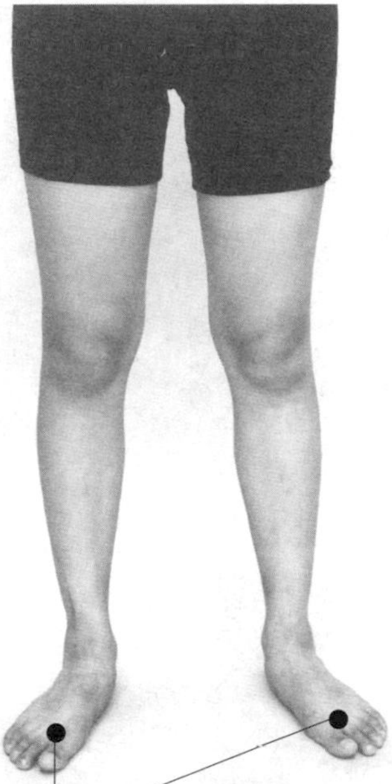

太沖穴
按摩腳背第一、二趾之間上骨凹陷處

式，每次十分鐘～半小時，並用生薑或乾薑與米煮成稀飯（薑可散寒止嘔），趁熱慢慢喝下去，嘔吐的症狀就會減緩。或吃一點陳皮乾（乾的橘子皮，鹹的。）、黃色的蜜餞橄欖，也有消嘔作用。

## 經後腹痛

月經過後，腹部仍幽幽的痛，好像不會停止，此乃「虛中有滯」，必須補虛通滯，可在早餐多吃：

- ●紅棗（補血補氣又健腦）
- ●補血湯（黃耆一兩，當歸二錢，水四碗煮成一碗，黃耆補氣虛，當歸補血虛。）
- ●人參（強心、補氣、助血循，早餐前咀嚼二薄片。）
- ●雞骨頭干貝湯（雞骨頭四～五塊，小的干貝十個泡水去砂，加水放進電鍋燉湯，外鍋用一杯水。）
- ●葡萄乾（補血、強心、增力

經來嘔吐按摩穴道部位

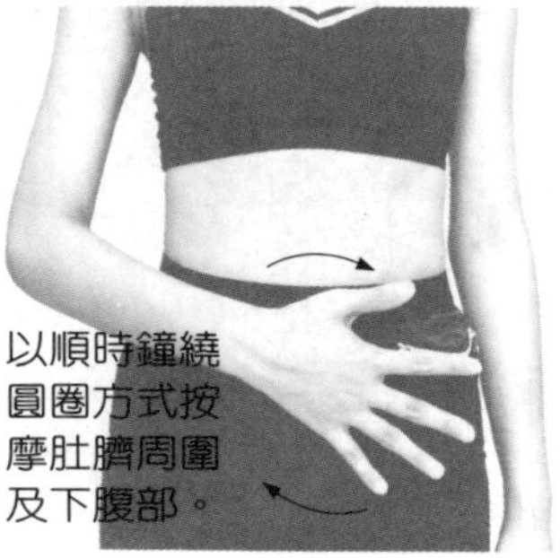
以順時鐘繞
圓圈方式按
摩肚臍周圍
及下腹部。

經後腹痛按摩穴道部位

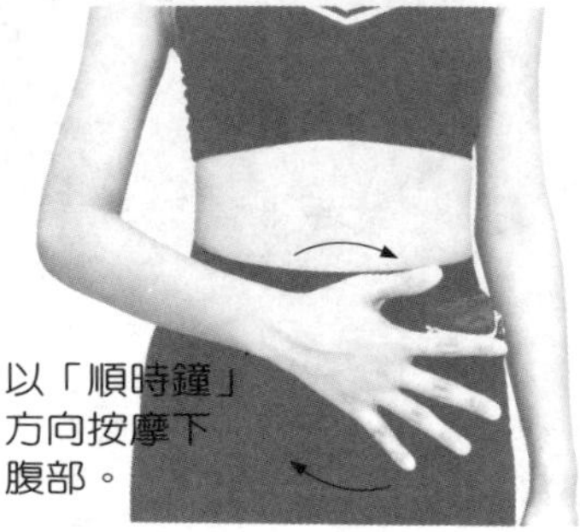
以「順時鐘」
方向按摩下
腹部。

氣。）

●龍眼乾或桂圓茶（補血、安神、養肌肉。）

以上這些東西比較補，記得要做一些下肢運動或散步半小時，以免火氣往上衝。到了中晚餐再吃些九層塔、香菜、白胡椒等辛香味道重的菜湯，以通氣去滯。

每天早晚再各按摩下腹部一次，按摩時以手掌按在下腹部，用「順時鐘」繞圓圈方式，每次十分鐘～半小時，就可逐漸改善，下次再來也不會痛了。

## 更年期不適

黃帝內經曰：「女子七七任脈虛，太衝脈衰少，天癸竭，地道不通，故形壞而無子也。」意思是說婦女接近四十九歲時，氣血經脈衰弱，精氣逐漸枯竭，就無法生育。

但現代婦女由於營養及醫學發達，較能延緩身體機能的衰老，因而五、六十歲才生小孩的人亦不少，例如東帝士集團董事長夫人以五十二高齡生下雙胞胎，蔚為新聞。惟更年期的延後，似乎也造成了婦女許多額外的困擾，如懷疑腹內長東西、不正常出血或不能享受自由愜意的性生活等。

一般而言，婦女到了相當年齡（五十歲左右），卵巢對腦垂體激素的刺激反應減弱，卵巢活動機能衰弱萎縮，製造卵子作用消失，內分泌調節跟平日不一樣，不規則的月經周期忽長忽短，月經出血減少，然後月經停止，這即是更年期的到來，換句話說女性由成熟期已轉移到老年期。

根據統計，約有四分之一的婦女，會明顯感到情緒焦慮、鬱悶猜疑、沒自信心、失眠疲倦、心跳加速、眩暈耳鳴、有下午或晚上的臉部發燒潮紅、手腳熱感、不正常出汗及頭痛等不舒服的症狀。

對於更年期引起的不舒服，現代醫學常用雌激素或孕激素，效果快但長期服用雌激素可能會增加罹患子宮癌的機率，而孕激素可能會有像月經一樣的周期性出血。另對精神不安症狀，則會給予神經安定劑、鎮定劑或安眠藥等，惟此類藥物副作用較大，如藥量須逐漸加重、醒後頭暈且反應遲鈍或短暫健忘等，要留意勿長期使用。

傳統醫學對臉部潮紅發燒常用玉女煎、加味逍遙散或知柏地黃湯來退火滋陰；情緒不穩和失眠則用加味逍遙散、酸棗仁湯、桂枝龍牡湯、柴胡龍牡湯或甘麥大棗湯來調節；不正常出血問題則用加味逍遙散、四物湯加減或當歸芍藥散等來調整。中西醫各有優缺點，讀者宜多請教中西醫師，尋求最適合自己的藥物。

**在食療方面可依下列症狀選擇適用：**

●臉部潮紅發燒，可用燒仙草、甘蔗（汁）、蜂蜜、水梨、白木耳百合湯、蓮藕粉等來滋潤降火。

●情緒不穩和失眠，可用桂圓粥（龍眼乾十來片，一杯米，加水十碗煮成稀飯。）、蓮藕排骨湯（蓮藕十五公分一截，削皮切薄片，與豬排骨燉湯。）、玉米湯、菊花枸杞茶（至中藥房購買杭菊、枸杞若干，每次用杭菊四朵，枸杞子十幾粒，沖熱水一大杯。）、百合蓮子湯（至中藥房購買百合、蓮子、紫蘇、山藥、陳皮、玉竹各二錢作成一包，以水四碗半小火煎成一碗半。）、清苦瓜湯等來安定神經。

● 不正常出血問題，可用薑醋（黑甜糯米醋一瓶，生薑塊約三分之一手掌大、切碎，紅糖一大匙及一小匙油，小火慢煎即成，吃飯時每種食物宜多多沾來吃。）、小米粥、紅糖紅豆湯、蓮藕湯等來去瘀化新。

在按摩方面，應每天用拳頭下緣的肥肉，敲打按摩小腿內側中線，由下往上敲打，一直拍到大腿內側中線，每次每一腿至少拍打十分鐘～半小時，敲打的力量必須要能感覺到酸痛，才表示有作用到。

最重要的是，作「丈夫」的要多體貼照顧，多陪太太散步；作「子女」的要多加關心母親的變化，多噓寒問暖幾聲，種種因更年期所導致的不舒服就不難在短時間內克服。

**更年期不適按摩穴道部位**

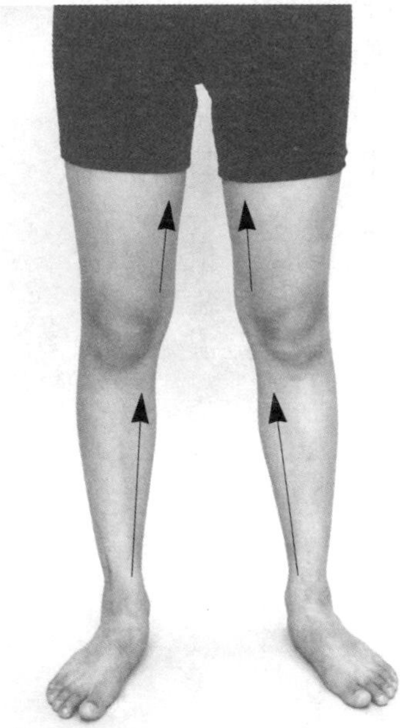

以拳頭下緣由下往上敲打小腿、大腿內側中線。

## 體寒不孕

倘若夫婦雙方已經過現代醫學檢查，並沒有發現任何生殖系統毛病，且已試過各種先進辦法，卻仍然無法有孩子，這可能是夫婦雙方體質比較「寒」。

平日應多血液循環不佳、新陳代謝低落和四肢冰冷，太太常覺下腹部或陰部發冷，先生則老覺得後腰部發冷、沉重，即使穿了衛生衣褲，發冷情形還是一樣，此即傳統醫學所說的「風寒之氣蓄積胞宮」、「腎虛則腰冷無子」，可能有子宮不夠溫暖及精子活動力不佳等問題。若有這樣的情形，受孕的機會當然不好，不妨試試以下所述食療及泡溫泉法，以提高成功的機率。

建議夫婦雙方都應同時調整飲食坐息，少吃冰過的東西，宜多吃：

- 薑母鴨（薑能散寒去濕，紅番鴨補血功力強。）
- 薑絲豬肝湯（薑能散寒去濕，豬肝含鐵量最豐富，適合血冷貧血者。）
- 魚卵手卷（富含DNA營養，可到日本料理店購買。）
- 蝦手卷（富含DNA營養，可到日本料理店購買。）
- 藥燉紅燒鰻（滋養強壯，治寒冷症、貧血症；以少許的黃耆、當歸、紅棗及枸杞子來燉鰻魚。）
- 薑絲蚵仔湯（薑能散寒去濕，蚵仔含鋅量多，可提供製造充足的精子。）
- 藥燉排骨（補血暖身，以少許的黃耆、當歸、紅棗及枸杞子燉排骨。）

●桂圓紅棗粥（安神補血又暖身，早生貴子。）

以上的食品皆可補充營養和促進子宮和腰腎的循環，但由於較補，吃後要散步半小時，以均勻分散補的能量到身體各處和末端。

此外，每星期至少去泡「溫泉」三次，記得一邊泡一邊要喝白開水，一方面防止胸悶缺氧，另一方面使新陳代謝更佳，注意要泡到患處不冷方可停止。食療和泡溫泉雙管齊下，就可逐漸溫暖子宮或腰腎的機能，增加受孕的機會。

假如婦女陰部特別感到冰冷，可使用傳統醫學中的塞藥法，到中藥房訂做塞藥丸，用吳茱萸八兩、川椒八兩研成粉末，再加入蜂蜜，作成如彈子大的藥丸，睡前塞入陰道中，隔天早上取出，記得同時使用衛生綿，以免弄髒衣褲。每天使用一次，使用時會感覺下腹部熱熱的，記得要把這次所做的藥丸通通用完，方能連貫療效，確實暖和子宮和下腹部器官的機能。惟月經期間不可使用，以免出血量過多。

## 泌尿道發炎、陰癢

婦女朋友由於「生理結構」與男人不同，尿道較「短」，比較容易受到感染，假如長時間穿著絲襪、窄又緊的內褲、牛仔褲；或常吃生冷食物，導致體內潮濕，分泌物增加；或在不潔的公共廁所方便，或行房時由丈夫所攜帶的細菌感染等等原因，易引發尿道發炎、陰部發癢，往往令人癢得坐立難安。有時候婦女本身的抵抗力弱，即使上了表面乾淨的廁所，回家後仍然會馬上發癢難過。

此時應到超市購買「蔓越莓果汁」來喝，因為蔓越莓是一種真正「酸性性質」的果汁（大部份的水果入口雖是酸味，但其實是鹼性性質。），含有一種特殊的濃縮單寧酸，能抑制細菌黏附於尿道細胞，降低尿道中大腸桿菌的數量，有效地減少膀胱和泌尿道感染的機會。

假如已經試過各種現代藥膏與塞劑，卻仍然無法止癢，不妨試試幾味「中藥外洗方」，效果不錯。方法是到中藥鋪買黃柏五錢（瀉火解毒清濕熱）、蛇床子五錢（溫腎助陽，燥濕殺蟲。）、地膚子五錢（利小便，清濕熱。）、百部五錢（潤肺止咳，殺蟲。）、苦參根五錢（清熱，燥濕，殺蟲。），用六碗水，煮開後再煮五分鐘，稍涼，用有壺嘴的水壺或保特瓶直接緩慢地沖洗患部，每天多洗幾次，就會感覺舒服。

## 肛門口發癢

現代的小家庭，做太太的通常也在上班，只要遲一點下班，就無法煮晚餐給家人吃，所以平日星期一～星期五的晚上，常會到外面的餐館或小吃店解決民生問題。

由於餐館人手一向忙碌，可能無法像在自己家裡，將蔬菜等食物洗得那麼仔細，也許會吃到沒洗乾淨的蔬菜或未完全煮熟的食物，因而得到蟯虫等寄生蟲，引起肛門口發癢等問題，令人很不舒服。

尤其接近半夜睡覺的時候，大家的屁股會特別癢，那是因為蟯蟲的習性喜歡在晚上爬出來，甚至繁殖到旁邊一起睡覺的人身上。解決之道，必須所有的被單都拿去換洗（必須以熱水洗才有用），並且全家大小一起連服三天的打蟲藥，才能徹底消滅乾淨。

現今大家衛生習慣較好，比較不會得到大型的寄生蟲，如蛔蟲，但仍有蟯蟲、鉤蟲等不易發現的小寄生蟲。大人們往往愛面子而自圓其說，表示大人不會得到寄生蟲，事實上仍大有可能，倘若您又愛吃半熟的牛排、生魚片等生食，得到的機會更大。常常外食的人，最好每半年全家吃一次打蟲藥，以防吃到難纏的寄生蟲。服法可請教藥房的藥劑師。

假如全家已經服了幾天的打蟲藥，也換洗了所有的被單，而屁股依然莫名其妙的發癢，那可能是肛門口潮濕，一般細菌聚集較多所引起，可到西藥房購買「薄荷腦」（薄荷白色結晶物），因為薄荷腦有燥濕殺菌的功能，每天塗抹肛門口數次，尤其睡覺前更要塗抹均勻，如此二～三天後就不會再發癢。

## 陰戶冷痛

婦女陰部時常感到冷冷的抽痛，多半是行房時冷氣太強，行房後身體過於疲勞，又沒有蓋好被子，導致下部受到風寒的原故。

可用一碗「鹽巴」，放進鍋中乾炒至微焦黃（不可用油），撈起後用厚手帕或布包起，趁熱熨燙肚臍、下腹部及陰部周圍幾次，疼痛自然就會消除。鹽包剛炒好時非常燙，需稍稍等降溫一些，但以病人能接受的程度還熱一點，有發燙的感覺才有效。若鹽巴已經冷卻，可再次乾炒至發熱，重複使用一次。此法對肚子受寒的腹瀉、腹痛不止，亦很有用。

## 婦女甲狀腺異常與丈夫有關

最近幾年婦女甲狀腺異常的病例增長迅速，經筆者分析調查，發覺除病人個人身體狀況外，她們都有一個共通點，那就是丈夫的關愛不夠。

有的是丈夫事業太忙碌，陪伴太太的時間太少；有的是丈夫有外遇或小老婆；這些情況皆造成做太太的因長期生氣先生的所作所為，導致有一股悶氣梗在胸喉之間，日久影響到甲狀腺的功能，變成甲狀腺亢進、不足或腫瘤。

在此奉勸做丈夫的多撥出些時間，關懷您的夫人，以免將來後悔莫及。

*10 minutes*

# 4

# 懷孕與嬰幼兒問題

懷孕與嬰幼兒問題

## 孕婦須知

懷孕開始，起先是月經不來，有異樣的感覺，但情緒變得較不穩定，有時容易哭泣，有時非常緊張，有時笑個不停，也較為內向；某個時段特別喜歡吃某一類食物，非要丈夫或家人買回不可；乳房脹大或有刺痛感，腰痠背痛，頻尿，噁心，早晨容易想嘔吐，頭暈現象增多，腿部抽筋等等。

這些現象往往令懷孕的婦女，不由自主地胡思亂想，害怕自己的胎兒畸形、分娩不順利或產後照顧調理不周。事實上只要定期至醫院產前檢查，並留心以下的飲食生活作息注意事項，便可順利完成人生一大樂事。

1. 少拿高的東西，預防跌倒；爬樓梯時要扶著把手，避免滑倒。
2. 少提重物或抱小孩，以免造成腰痠背痛。
3. 減少性關係，但只要是採取側臥體位，不會壓迫到孕婦腹部，及造成陰道出血，仍可進行正常性行為。
4. 洗澡宜淋浴，勿盆浴，以免陰部感染細菌。洗澡洗頭後，一定要吹乾頭髮，擦乾全身上下所有的部位，以免感冒。
5. 充足的睡眠，千萬不要晚睡（超過晚上十一時睡覺），以免加重肝的負擔。假如睡眠不足，則要午睡一小時來補充。
6. 衣褲宜寬鬆舒服，避免循環不佳或皮膚病。
7. 有空就將雙腳跨在小椅子上，減少抽筋及足腫的機會。

8.懷孕後體質燥熱，較易引起便祕、靜脈曲張及痔瘡，每天至少應喝六杯水以上，且每餐多吃奇異果、酪梨及柿子等富含膳食纖維的水果，及白木耳、百合、髮菜、海帶、紫菜、仙草、果凍、愛玉、蒟蒻等滋潤腸道。

9.乘車一手抓住扶手，以防轉彎過急。注意安全帶不要勒到胎兒。

10.注意胎教，多聽、看美好的事物，如常去各博物館、美術館、音樂會欣賞作品，日後小孩多賢良，較為好教。不要觀看暴戾兇狠、心淫情亂的影片及喝酒，以免小孩將來較易桀驁不馴和放浪形骸。

11.少吃冰及冷飲，以免影響胎兒的體質及下一胎受孕的機率。

12.少吃烤、炸及辣的食物，以免容易上火和影響胎兒的皮膚。

13.勿抽香煙，或飲用咖啡、濃茶等刺激性食物。

14.少吃生冷腥味重的食物，以免容易有嘔吐感。

15.根據唐朝名醫孫思邈的經驗，孕婦常吃生雞蛋，易使嬰兒長瘡；常吃豆瓣醬，易使嬰兒皮膚黑；吃狗肉、兔肉，易使嬰兒缺唇無音；吃鱉，易使嬰兒脖子短；吃薏苡仁、麝香及紅花，容易流產。常吃山羊肉、羊肝，令子多病。吃驢肉、馬肉，產期延月。吃騾肉，則易難產。

16.宜多吃生命力旺盛的種子類食物，如松子、芝麻、核桃、栗子、蓮子、枸杞子及各種穀類胚芽，以補充體力與營養。

17.因為懷孕後進食較容易產生脹氣，宜在餐後吃一點能助消化的食物，如陳皮乾、黃橄欖、酵母粉、梅子粉及奇異果等。

18.假如發生腳腫的現象，可吃紅豆湯、黑豆漿、燒仙草、鯉魚湯、鯽魚湯、鱸魚湯。

19.假如發生感冒，怕吃藥影響胎兒，可先喝「蔥白湯」來緩解，以十四根蔥白，加水二碗，煮開即可，蔥白有發汗通竅及安胎的作用。或喝一碗蔥花稀飯，到棉被裡把汗悶出來，就會輕鬆一大半。

20.多吃豆花、傳統豆腐、甘藍菜、綠花椰菜、玉米湯、馬鈴薯、奇異果、硬果類（如松子、核桃、栗子、榛果、夏威夷豆等翅。）、蜂蜜、黑芝麻、小魚等，補充鈣質。

21.假如孕婦本身素來體虛衰弱，甚至有流產記錄，可請中醫師檢查，看是否可服用傳統醫學常用的老藥方「資生丸」，其組成為人參三兩、白朮三兩、茯苓一兩六錢、山藥一兩六錢、蓮子肉二兩、陳皮二兩、麥芽二兩、神曲二兩、薏苡仁一兩五錢、芡實一兩五錢、砂仁一兩五錢、白扁豆一兩五錢、山楂一兩五錢、甘草一兩、桔梗一兩、藿香一兩、白荳蔻八錢、黃連四錢，做成藥丸如梧子大，每天三次，每次10顆，飯後服用。因資生丸可「健脾安胎」，意思是能健全消化吸收功能，並防止流產，體質虛者可一直服用到生產為止。

22.懷孕第八個月開始，亦可詢問中醫師開立另一老藥方「十三味安胎飲」煎劑，每星期喝一次，可加強孕婦生產時所需的體力，通暢循環，預防胎位不正，及降低難產的發生。

產後坐月子期間，應常按摩下腹部，即不停地由肚臍往下按摩至陰部，注意由上往下只朝同一方向，不可來回上下按摩，俾能使經血更容易下行，使深層的瘀血惡露清乾淨；並儘量避免吹到冷風、冷氣，或浸泡冷水太久，以免日後引起難纏的頭痛及骨節痠痛。

## 流產後的照顧

由於社會風氣日漸開放，加上媒體助紂為虐，許多心智未成熟的青少年濫用感情，往往等到女方莫名其妙的懷孕，這才慌慌張張跑去拿掉孩子，事後也不敢讓家人、同學或同事知道，一點都沒有好好調養身體，就繼續上學或上班，日後普遍有小腹抽痛、頭暈、貧血、經痛及常生病等問題。

有些職業婦女體質較為虛弱，在忙碌緊張的工作之下，常有習慣性流產。而每次在手術後，不到半天的休息，就從醫院回家，隔日又得上班，身體內在疲憊與傷害依舊，並沒有得到修補，不論多盼望，下次依然可能流產。

另外，像結婚十多年，小孩都已上了國小的

夫婦，意料之外又有孩子，只好忍痛割愛。事後的保養如果也是馬馬虎虎，日子一久，一樣這裡不舒服，那裡不痛快。

事實上，不管什麼原因造成的流產，事後都要當作剛生產完「做月子」般來看待，否則會有很多後遺症。例如要連喝一星期的傳統中藥方「生化湯」來去瘀生新，使子宮恢復良好機能；等吃完七天生化湯後，再吃杜仲雞湯，以杜仲五錢、續斷二錢，加水約十五碗、雞肉三、四塊，小火熬湯，來補強肝腎，溫暖子宮，避免日後腰脅酸痛。記得要燉一個半小時以上，杜仲的有效成份才會出來，也可用能設定時間的慢燉鍋來燉煮。（以上中藥可請教中醫師及中藥房）

有一點要特別注意的是，流產過後千萬不要再「吃冰、喝涼的飲料」，會使下腹部再度受強烈刺激，很容易造成不孕，等到將來再想好好生小孩時，已後悔莫及，切記！切記！

## 孕婦腰酸背痛及胎位不正

懷孕時，常會有腰酸背痛及胎位不正的問題，對於準媽媽的心情影響頗大。不妨按摩「雙腳的小趾頭」（至陰穴）來補腎氣，每日按摩三次，每次十分鐘，以手指摩擦此處，以能達到微微發熱的方式來進行。

傳統醫學認為如腎氣不足，則難以維繫正常胎位，甚至於無力生產而致難產。最小腳趾頭指甲根外側旁的「至陰穴」（針灸解剖位置為足小趾末節外側，距趾甲腳0.1指寸的地方。），乃足太陽膀胱經與足少陰腎經經氣交接之處，可「調補腎氣」，故有此功。假如再吃些「鱸魚湯」更棒（鱸魚能補五臟，益筋骨，和腸胃，治水氣，益肝腎，安胎。）

孕婦腰痠背痛及胎位不正按摩穴道部位

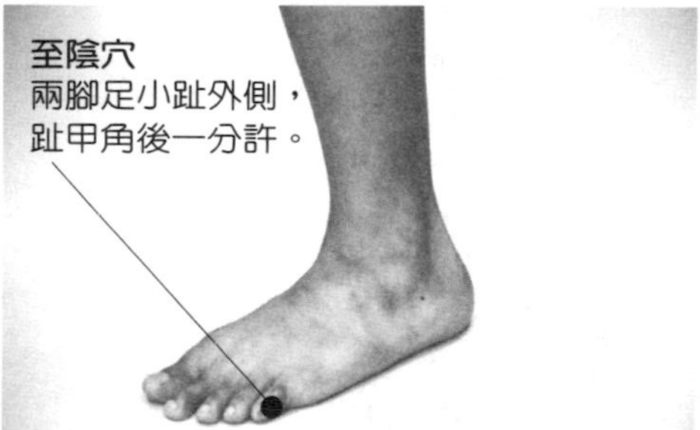

## 害喜應吃什麼？

女性懷孕時常會害喜，如頭痛、噁心、嘔吐、神經緊張及腿部抽筋等，除了情緒的影響，另一方面可能是缺乏「維他命$B_6$」，因為懷孕時維他命$B_6$需求量會急遽增加。

此時不妨多吃含維他命$B_6$豐富的食物，如各式各樣的胚芽（苜蓿芽、黃豆芽、綠豆芽、豌豆芽等。）、麥片、黑糖、啤酒酵母粉（可到西藥房或健康食品專賣店購買）及動物的肝、心、腎等，就可改善上述不舒服的症狀。

## 孕婦便秘

孕婦便秘時，多半由於體熱，屬「腸胃燥結」，而很多婦女朋友怕影響胎兒的健康，不敢隨便服通便藥，但嗯不出來，實在很痛苦。

不妨多吃一些富含「膠質」或能「滋潤通腸」的食物，如海帶、海苔醬、髮菜、地瓜、白木耳、海參、海蜇皮、甘蔗（汁）、蜂蜜、仙草、愛玉、蓮藕、蒟蒻、果凍等。並且在飯後散步半小時，就能促進胃腸自然的蠕動，輕鬆得到解脫。

## 防流產民俗方

如果您已找過中西醫治療，卻仍然有流產問題的話，不妨試試傳統的民俗方法，可到中藥房購買龍衣（蛇蛻）四兩，用紅布做成一個有夾層的腰帶，再將龍衣平均縫在腰帶中，從懷孕開始就繫在衣服裡層的腰間，除了洗澡時拿開一下，放在離身體最近的浴室架上以外，必須一直配戴到生產日，才可以拿走。

此方法乃取蛇行進均用其強大腹腰與皮鱗（蛇蛻）的象形力量，故可護持胎氣。本法僅外繫於腰際皮膚，不會妨礙孕婦或胎兒的身體，所謂藥石罔效者，當用民俗經驗方，不妨試試看。

## 如何使母乳品質好？

現代醫學提倡餵食母奶，好處勝過牛奶許多。其實中國傳統醫學早就注意到這個問題，如華陀傳：「母乳若虛冷，會使嬰兒拉青色大便而啼哭不止。」唐千金翼：「母身常食冰冷物則乳寒，會使嬰兒咳嗽。常食燥物則乳熱，會使嬰兒無食慾且易嘔。母若常喝酒，嬰兒則容易恍惚多驚。」千金寶鑑：「母若大怒餵奶，嬰兒容易夜裡哭鬧不休，甚至疝氣。」

所以想要自己餵奶的婦女朋友，除了不可吃太過肥膩、燥熱、生冷瓜果寒物之外，並當保持「心情平和」，以免七情六慾影響母乳的品質，使嬰兒生病，因為「母強則子強，母病則子病；母寒則子寒，母熱則子熱。」

## 乳汁不足

現在大家都知道餵母奶的好處多多，問題是有很多婦女朋友產後乳汁不夠，想餵食卻沒辦法。傳統習俗常叫人多吃花生蹄花湯，或以青木瓜燉豬腳，以促進乳汁的分泌，但畢竟豬腳比較油膩，怕胖的少婦們較不敢吃，吃素的婦女也不能吃。此時可用鹽巴半小匙來炒黑芝麻一碗，或到超市購買已炒好的黑芝麻，每一餐的每碗飯中加一小撮來吃，即可逐漸增進奶水。

## 如何提昇嬰幼兒的抵抗力？

古云陰曆五月，端午節前後，濕熱蒸發的濁氣，較容易引起瘴癘之氣（傳染病），去年閏五月時，毫雨不斷，各種毒蟲如毒蛇、蠍子、蜈蚣、壁虎、蟾蜍、蜘蛛、蚊子等傾巢而出，加上腸病毒71來勢洶洶，全台幾十位兒童喪生，使家長們提心吊膽。

連居住台灣的外國人，均攜家帶眷提早出國度暑假，或提早關閉外語學校，如德國學校於六月十五日停課，冀望病毒退了流行再回來，以免自己的小孩遭殃。

但事實上，病毒與細

菌是無處不在的，不管逃到那裡還是有可能發生感染，例如前一陣子日本亦有另一型病毒肆虐，也有很多嬰幼兒喪生。最根本積極的方法，仍是提高小孩子「本身的免疫力」，才能抵抗愈來愈頑強的病毒。

**但怎樣才能提昇嬰幼兒的抵抗力呢？**

一、幼兒最弱的地方是「氣管」及「腸胃」，所以必須經常按摩幼兒的上背心（兩肩胛骨的中間脊椎部份），垂直上下按摩至發熱為止（記得要塗抹一些嬰兒油，以免破皮。），可增強呼吸系統（因背心諸穴均可治肺、氣管的毛病。）；和按摩肚臍周圍，以手掌以圓圈方式繞著肚臍按摩，一直按到如能聽到幼兒放屁，效果最佳，表示腸胃系統已順暢正常。本法每天宜多按摩幾次，最少睡前要做一次，長期施行可減少很多疾病的發生。

二、幼兒若已有腸胃毛病，食入即吐，即使是開水與藥，也照吐不誤時，可重壓按摩幼兒的左右腳底中間部份各五次，以拳頭下緣的肥肉，輕輕敲打大小腿外側沿脛骨外側，由上往下拍打各五分鐘以上（左右腿都要拍），過一會兒，小孩再吃任何東西，就不會吐了。

三、如果幼兒已有發燒現象，可多按摩後頸根（大椎穴、定喘穴），及手肘肘橫紋的中點（曲池穴），可緩解發燒的程度，進而較快痊癒。惟特別注意手心、腳心是否發燙、言語混亂，若已高燒，除繼續按摩外，宜迅速就醫。

四、注意飲用水的潔淨，倘若家中有裝濾水器，不要忘了要定時換裝濾心，因濾材過期，飲水反而更髒。

五、給小寶貝洗澡時可在浴缸中，加五大匙的白醋；或放一塊拍碎的薑與二大匙的鹽；或放些檸檬片；或倒半瓶任何一種的穀類所做的酒（如米酒、高粱等。）；這些方法都可以幫助消除身體內累積疲勞的酸，殺菌，促進循環，加強抵抗力。

六、可到中藥房購買漢朝名醫張仲景著名方劑「小建中湯」煎劑或粉劑（各大GMP合格藥廠均有出品），本方由桂枝、生薑、大棗、芍藥、甘草及膠飴所組成，對於改善幼兒的虛弱體質、食慾、夜啼、夜尿、慢性胃腸炎、神經性腹痛及便秘等，甚有幫助，常常服用且能補腦、健全發育。若用粉劑，每天服用二～三次，二歲以下每次服半公克，二歲～六歲服一公克，六歲以上服二公克。此乃平時無病時最佳預防上品，如仍有疑問，可請教中醫師。

七、可至中藥房買等份的雄黃、艾草、乾薑，研成粉末，灑在房子周圍、窗縫、角落及床下等，減少毒蟲入侵，保持屋子四周環境乾淨，避免蟲類入

## 幼兒腸胃不佳按摩穴道部位

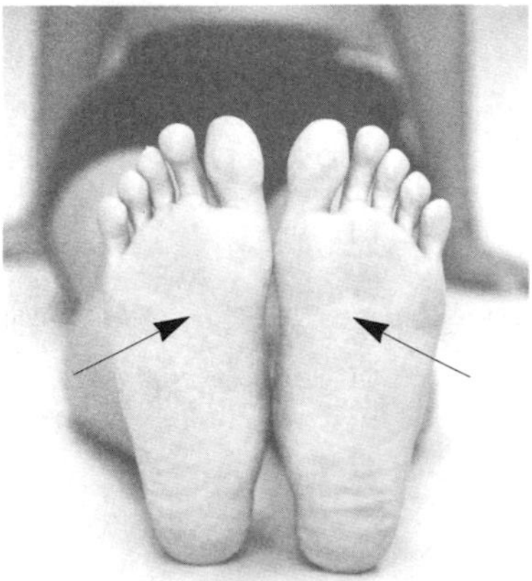

按摩左右腳底中間稍上部份（肝胃反射區─右腳底為肝，左腳底為胃。）

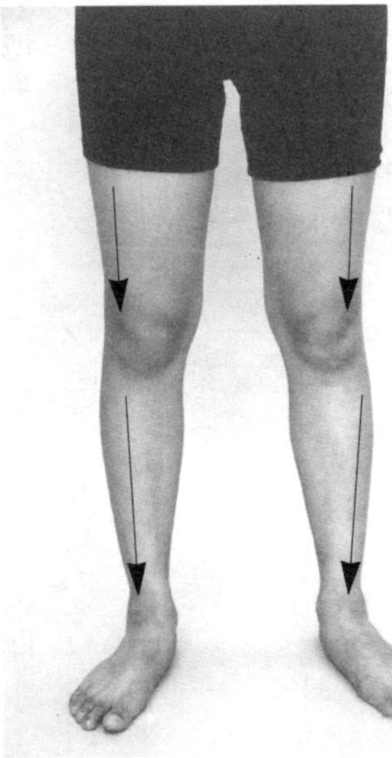

以拳頭下緣由上往下輕輕敲打大小腿外側沿脛骨外側。

## 嬰幼兒氣管弱按摩穴道部位

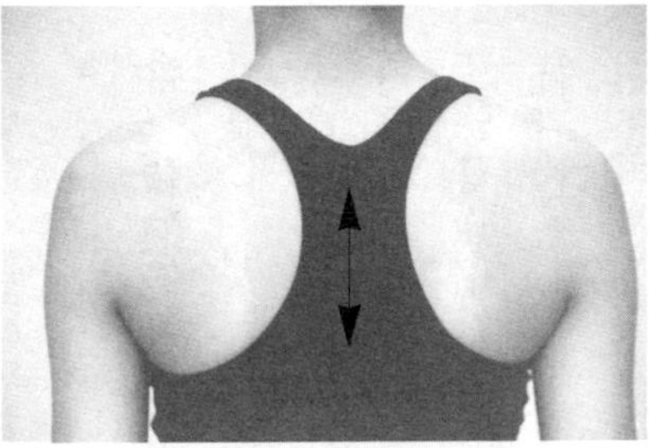

垂直上下按摩上背心（兩肩胛骨的中間脊椎部份）

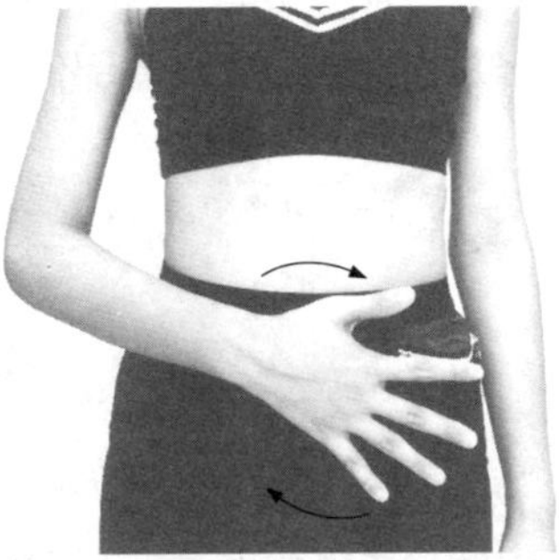

手掌以順時鐘方向按摩肚臍周圍。

侵或帶來病毒細菌。

八、屋內的冷氣濾網更要經常清洗，避免孳生細菌病毒。

九、地毯亦容易藏細菌，如有嬰幼兒儘量避免使用。

十、如必須帶幼兒出入公共場所（如至醫院看病拿藥），可讓小孩口裡含一顆酸梅（紫蘇梅或紅鹽梅），嬰兒可在舌尖抹一點鹹梅粉，因為梅子有抑制細菌，紫蘇有強化氣管，鹽有消炎、殺菌的作用，可減少病毒從口鼻侵入的機率。

總之，注意寶貝的穿著勿太悶，不要影響到排汗散熱的順暢，出汗後勤換衣服，多給予白開水，少吃冰、冷飲，多幫您的心肝全身按摩，必可平平安安長大。

幼兒發燒按摩穴道部位

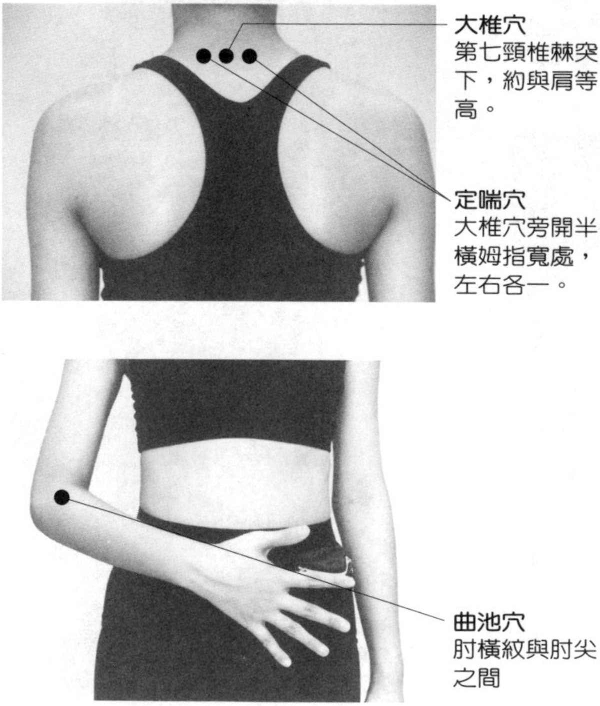
大椎穴
第七頸椎棘突下，約與肩等高。
定喘穴
大椎穴旁開半橫姆指寬處，左右各一。
曲池穴
肘橫紋與肘尖之間

## 嬰兒驚嚇

小嬰兒受到突如其來大聲驚嚇，如鞭炮、用力關門、大人吵架及電鑽聲等，或看到所謂不該看到的東西，其兩眉之間會有淡淡的青色，吃奶吃不下或容易吐奶，拉青青的大便；覺也睡不好，睡覺的時候會跳起來，或手腳抽搐一下，容易驚醒亂哭；有時神氣慘淡，昏睡，睡覺的時候露出眼睛。

此時候可用手指肉，輕輕按摩嬰兒耳朵正後面的側頸部，並且拉幾次他（她）的耳尖與耳垂，然後再以順時鐘方式，按摩肚臍周圍，即可緩和嬰兒受驚的情緒。

嬰兒驚嚇按摩穴道部位

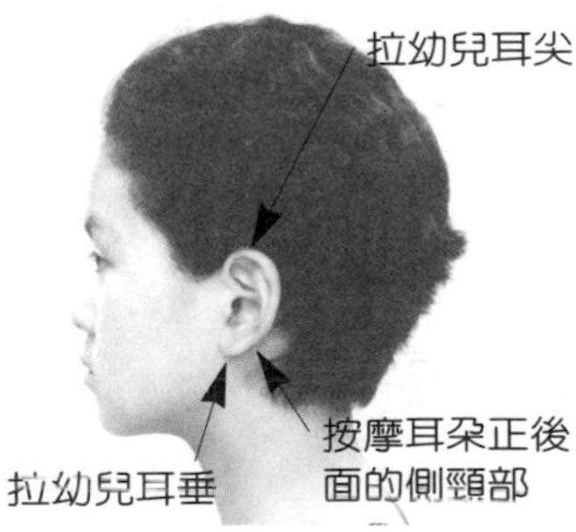
拉幼兒耳尖
按摩耳朵正後面的側頸部
拉幼兒耳垂

## 怎樣使嬰兒皮膚好？

孕婦若過食辛辣，嬰兒容易長胎瘡胎癬，其形狀有片狀的，也有細粒如粟米，多半發於頭額頂、眉端，甚至於遍及全身，常令嬰兒又癢又熱。

可在嬰兒斷臍結疤後，至中草藥店購買桑樹枝、柳樹枝、桃樹枝、槐樹枝或梅樹枝，每一種都用最好，用最大的鍋子裝樹枝約四分之一深，再加水七分滿，煮開後再煮五分鐘，稍涼後，洗嬰兒全身，能滋潤頭髮肌膚，使胎瘡、胎癬不再產生，頭髮烏黑柔亮，將來也比較不會有皮膚病。

另一方面，亦可向豬販討取或購買豬膽，每次用剪刀剪開兩～三個豬膽，讓豬膽汁流到浴盆中，加入熱洗澡水中，然後洗嬰兒全身，亦有相同的效果。豬膽外膜連肉部份因有腐蝕味很臭，但裡頭的豬膽汁能殺菌消毒，很乾淨。

記得兩種方法都一定要在「滿月之內」洗，才能更有效果，增強皮膚一輩子的抵抗力。

## 洗奶嘴

小嬰兒都有吃奶嘴的習慣，但是多半吃吃吐吐，奶嘴經常掉在地上，容易弄髒致病。許多粗心的父母往往隨手用衛生紙或衣服擦拭，事實上奶嘴上一定有小嬰兒的口水，總會黏著許多髒東西，根本不易擦乾淨，小寶貝重複感冒腹瀉，也許就是這樣來的。建議隨身準備一罐寶特瓶，內裝鹽開水，隨時可沖洗奶嘴，因為鹽有殺菌清潔的作用，可讓寶貝吸得開心。

## 小兒無食慾

夏季天氣炎熱，大大影響食慾，尤其小朋友們更不愛吃飯。此時不妨吃些可促進胃腸蠕動，讓胃口大開的食物，如撒些梅子粉、橄欖粉在番茄、番石榴等水果上，一方面使果肉更甜更好吃，一方面促進食慾；或給孩子們吃一點陳皮乾、山楂片、黃橄欖、酸梅（片），或在菜湯裡下一些香菜、九層塔、白胡椒和茴香等辛香佐料，都可讓口水增加，食指大動。

## 嬰兒鼻塞哭鬧

嬰幼兒感冒時，雖然已經就醫服藥，鼻道仍然常會阻塞，而用嘴巴呼吸，結果導致口乾和喉嚨發炎，因而一整夜哭鬧不休，使全家人無法好好入睡，真是痛苦不堪！

此時不妨將一個洋蔥切成四塊，然後用棉布或大手帕包住，放在小寶貝的床頭，此時空氣中便會佈滿洋蔥那辛辣的氣味，就會讓您的小寶貝呼吸較為順暢，而逐漸安睡了。這是因為洋蔥裡頭含有二硫化物、硫氨基酸及硒等物質，能使血流通暢，人體體內氨基酸作用增強，運輸較多的氧氣來供給細胞呼吸，開竅通氣。

## 開門洗澡

洗澡時為了禮節或怕冷，總是把浴室的門窗關的緊緊的，深怕有人偷窺或著涼。尤其是幫嬰幼兒洗澡時，更是不忘關緊門窗。

其實，如果沒有被偷窺顧慮的話，洗澡時最好打開浴門，因為當您鎖緊門窗時，由於熱水的熱氣會使浴室內的溫度升高，讓身體適應在高溫的狀態，全身的毛細孔都打開，所以在浴罷一打開浴門，突如其來的冷空氣，會頓時使體內的控溫中樞，無法及時反應恰當，在剎那間就容易感冒。

假如洗澡時門一直開著，雖說空氣較涼，但身體一直適應著一定的溫度，所謂處於「恆溫狀態」也就不易著涼。

## 小兒尿床

很多媽媽常抱怨，小孩都已國小五年級了還會尿床，不但容易感冒，而且因而要時常清洗被子，真是困擾。有時候越罵他，反而尿得更兇更頻繁。

這是因為這樣的小朋友多半是容易緊張或體質較寒，若愈嚇他愈逼他，神經反倒繃得更緊，應該多多肯定他的行為，多多擁抱他，找出令他緊張的原因，如轉校上學、成績不好、同學相處不佳、想上廁所而不被允許等。

並且每天早上及下午三點～五點之間各喝一杯桂圓茶，因為龍眼有補血、暖身、安神及開胃益脾的作用，血一補足，身子溫暖，神經一穩定，膀胱功能自然就會正常，記得喝完桂圓茶後，要做幾分鐘柔軟操，尤其要多做雙腳的運動，以引火下行，避免補得太過燥熱。

此外還可以請小朋友常常用一腳站立，所謂「金雞獨立」的功夫，如右腳站立時，兩手可打開來平衡，特別注意左腳的膝蓋，要高過自己的肚臍，因為一腳支撐體重，另一腳的大腿一抬高，就可加強「膀胱括約肌」的機能，但是每一腳得站立五～十分鐘，才會有作用。提醒您，以上這兩種方法，對大人的頻尿也有效用。

**小兒尿床氣功運動**

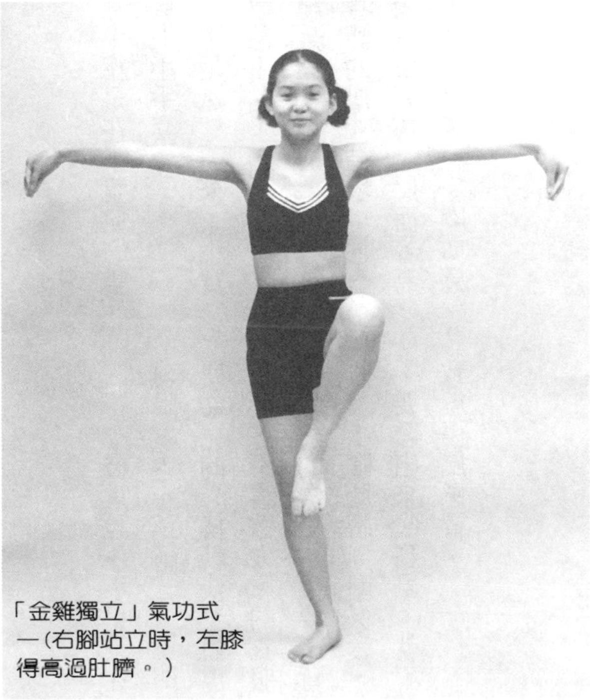

「金雞獨立」氣功式一(右腳站立時，左膝得高過肚臍。)

## 小寶貝衣服穿太多

現代的夫妻怕麻煩，孩子只生一個或二個，寶貝的很。作父母的生怕風寒侵襲他們的愛子，即使是大熱天，往往還是給小寶貝穿上厚厚的衣服，出外還不忘加一件外套，戴上帽子，免得著涼。此外又為了怕小寶貝抓傷自己的臉，總是在小嬰兒的雙手穿上小手套。

可是這樣一來，小寶貝散熱不易，出汗多，身上總是濕答答的，影響整個身體的血液循環；加上體液流失太快，反而容易虛（抵抗力低落），因而感冒。

中醫常說「小兒秉性純陽，不宜過暖」，意即嬰幼兒的心搏動快，體溫較高，不喜歡太厚的衣服與太熱的食物。只要上背心及小腹肚臍周圍保暖，不要露出來吹到風，就不致於傷風感冒。

## 病後餵食

感冒發燒、拉肚子好幾天後，焦急的父母眼看自己寶貝的面孔瘦削了許多，只要病情一好轉，不再腹瀉，就趕緊餵食他（她）大量的食物，就生怕營養不夠，結果此時病人的腸胃功能尚未健全，反而又開始拉肚子、腹痛，因為復食太快，難免會二度傷害腸胃機能。

建議讓久瀉的病人，

在病剛好時先餓個一、二頓（只喝水），或稍稍給予容易消化的食物，等待胃腸恢復充分些後再進食，這樣一來反而痊癒得更快。

這個經驗遠在二仟年前漢朝名醫張仲景在其所著「傷寒論」一書中就已提到，比如第361條文說：「病人脈已解，而日暮微煩，以病新差（病剛好），人強與穀（食物），脾胃氣尚弱，不能消穀，故令微煩，損穀則愈（減少食物的攝取就能痊癒）。」及第418條：「吐利發汗（上吐下瀉出汗），脈平小煩者（病象內外都已解除，食後卻煩悶），以新虛不勝穀氣故也。」都是同樣的道理，這也讓我們明白古人的智慧是很科學的，值得再學習。

## 小兒磨牙

當夜半時分，四周非常寧靜，作父母的還在忙著家事時，突然聽到自家的小寶貝一陣嘎吱嘎吱的刺耳磨牙聲，令人不禁雞皮疙瘩掉滿地。隔日媽媽急忙帶去看牙醫，檢查了牙齒又沒怎樣，但每天磨牙實在令人擔心。

倘若小朋友的牙齦有白點，或臉上有乾燥淡白色斑，屁股會癢，多半是寄生蟲在體內作怪。但多數的小孩磨牙的主要原因是神經緊張所造成，也許是功課壓力，也許是求好心切，也許是老師、同學的壓力，找出原因解決，就不會再有磨牙的困擾。

*10 minutes*

# 5

# 養生要領

養生要領

今日繁忙的社會，人人忙於應酬和追逐功名利益，無暇去想到自己的身體，只把身體當機器一樣對待，當病痛來臨時，才想依賴醫師、醫院、藥物及其他快速方法，希望能及早痊癒。

人們總是忽略自己的疾病都是自己累積造成的，不知道身體需要正確飲食、運動及休息，怎樣去避免晚睡熬夜、冰品、炸物和垃圾食物等，也不知道放開心胸，多去關懷需要被幫助的人，常常斤斤計較與生氣，等到頭痛、腰酸背痛、癌症或其他病痛找上門時，才來怪罪別人或自怨自艾，那又有何意義呢？

筆者的好朋友雷太太說，今日的生活需要更深邃的洞察力，我們得記住基本的生理學，包括了心理與情緒功能。根據中國的古老文化，人類與宇宙(季節、氣候、地球和太空)均有關係，且是互動的關係，能量連結了體內與體外的氣，與我們的意識相聯繫，身體反應了所吃的食物及情緒。不生病並非表示健康，健康是指精力充沛的平衡，能影響、增進我們的身心、能力及精神。

總而言之，當病毒愈來愈頑強，抗生素等現代藥物逐漸力不從心，和社會風氣敗壞時，我們得再學習基本的自然法則及傳統自然療法，幫助我們與他人，和環境達到協調的境界，來得到身心真正的健康與安寧。

# ◎飲食原則

## 骨質疏鬆症

羅患骨質疏鬆症者的骨頭會逐漸變得脆弱，在平時往往沒有任何癥兆，一旦遇上輕微的碰撞損傷，才發現骨頭折斷或壓縮變形，有時甚至於一些普通的活動，如打掃、爬樓梯、彎腰撿東西等，都可能引起摔斷骨頭。嚴重時，背部彎曲，身軀矮縮一截，常會有持續性的背痛。

此病的確實原因不明，可能是長期缺乏運動、腸胃吸收不良、長期服用類固醇或其他藥物、長期腹瀉、偏食、老化過快及腎功能異常等等。除了注意多補充含鈣的食品外，應多咀嚼口中的食物幾遍，使本身的唾液腺分泌充足的消化酵素，幫助胃腸多吸收精微物質，營養骨髓，並且每天規律散步半小時～一小時，才是最佳選擇。

人體可以自行合成維他命$D_3$，但需要太陽光的照射轉化，只是晒太陽對於現代常坐辦公室的人來說，並不是那麼容易，而且多數怕紫外線的副作用，所以吞服合成的天然維他命$D_3$，比較方便和規律。

有骨質疏鬆症的人，

可適量服用加有維他命$D_3$的鈣片，並吃點魚類、肉類，因為鈣必須靠維他命$D_3$及脂肪，才能完全吸收。並配合每天傍晚時，散步三十分鐘，如此持續三個月以上，骨質密度就可好轉。因為散步對骨關節活動剛剛好，不會像跑步刺激過大。

另一方面，每天吃全素的人，因食物中無動物脂肪，無法有效吸收鈣，較容易骨折，補救的辦法是每天喝羊奶，因其脂肪結構較細，容易吸收。

## 吞藥的要領

許多小朋友很不會吞藥，甚至於部份的大人也有這個問題，常常視吃藥為畏途，有個方法可讓您吞得非常順暢，那就是將藥丸放入口中，再喝一口溫開水，將頭部往左邊晃一下，再往右邊再晃一下，使藥丸集中在一塊兒，然後緊接著頭部往後仰，張口吞藥，此三個動作必須連貫著做，就可輕鬆將藥丸吞下。

事實上，當我們吃飯時，每一口所吞下的飯菜，都比您所要吞的藥丸還來得多，因而在吞藥之前，可先將我們的腦筋轉換一下——「藥片比飯菜少，絕不會在喉嚨卡住」，心理態度一改變，這樣一來就會吞得更愉快。

## 煙酒使手術不易復元

煙酒一進入人體，就會迅速消耗身體內各器官所需的「氧氣」，大大地減低免疫及復原功能，像身體缺氧時，癌細胞會繁殖得更快。如果發生車禍、火災和工作傷害等意外，一旦需要動手術時，有吸煙喝酒習慣的人，傷勢會很不容易復原。

美國好萊塢有一位很出名的整型醫師，手術前一定要求他的客戶在治療期間戒掉煙酒，否則就不予動手術，以免手術不成功，壞了他的名聲。像前一陣子知名藝人秦偉表演時，遭火嚴重燙傷，但幸好秦偉不抽煙不喝酒，所以恢復得很快，否則他一生的演藝事業或許就從此完蛋。由此可見煙酒的壞處多厲害！

## 咖啡與骨質疏鬆

咖啡味道香醇撲鼻又提神，令許多人愛不釋手，但是咖啡有咖啡因，會刺激神經系統、胃黏膜，使胃液分泌過多及令人上癮，容易愈喝愈重，導致胃潰瘍與心臟病的機會增加。

而且咖啡有很強的利尿作用，往往會把身體內的維生素或礦物質等沖刷出去，尤其體內的鈣更容易流失掉，建議常常腰酸背痛或罹患骨質疏鬆症的人，要少喝咖啡。

## 夏天盡情吃冰，秋冬感冒不斷

臺灣夏季氣候炎熱，加上電氣用品非常方便，大家總喜歡吃冰消暑解熱，像是在晚上看電視時，特別喜歡吃幾片冰西瓜，或其他冰品、飲料，結果造成很多毛病而不自覺。

身體內大部份的器官都喜歡溫暖，晚上整體溫度降低，陰氣勝而陽不足，若再吃冰喝涼，體內累積的寒與外界的寒，結合相應在一起，所謂「寒則凝血」，意即血循環受到寒冷時，容易凝結瑟縮，而血循環這個交通網路一不好，營養及廢物的輸送就會不順，身體內各個系統的功能，也就會逐漸變差。

吃冰吃得很過癮時，會覺得好爽，那是由於冰水會先使氣管擴張，使您暫時舒服，但若常常接受冷的刺激，其管徑會逐漸縮小，容易感冒、鼻過敏及哮喘等。

而且日積月累之下，不只造成呼吸系統的問題，也會造成月經來時疼痛不順、子宮瘤、落枕、骨節酸痛及腸胃疾病等等，後患無窮。

倘若實在擋不住冰品的誘惑，那麼就儘量選擇在日正當中、陽氣重（能量較足）的中午時分吃，並在吃完這些寒涼的食物後，馬上做一下柔軟體操，或走個五百步（室內亦可），讓體內的微循環稍為加速，就可減少這些冷的、壞的影響力。

## 早酒晚茶傷身體！

晚上喝一小杯酒，可促進心臟的活動力，幫助血液循環，抵抗夜半的陰寒之氣，以免落枕或著涼。假如在早上喝酒，卻會容易影響頭腦的運作，和擾亂神經系統，君不見常在早晨就喝酒的人，大半是道地的癮君子，手抖神昏。

茶葉大都產在多霧濕冷的山上，秉性寒冷，因此，體質虛弱怕冷、鼻子容易過敏、常常輕微拉肚子的人（大便經常水水稀稀的），就不適合喝茶。

假如真的很喜歡喝茶，建議在早上只喝一、二杯，早餐後喝茶可使頭腦清明、神清氣爽，讓一整天的工作都有精神。下午或晚上長期喝茶，尤其喝濃茶的話，其強烈的刺激可能會影響心臟、胃腸、腎臟及神經等功能，久而久之，多半會讓人變成慢性疾病或失眠患者。

## 口含冰塊解酒

生意場上要拓展業務，常免不了要喝酒應酬，但酒喝多了，又怕傷肝，兩相衡量之下，很多人會藉尿遁，到廁所中以手指挖喉嚨，把酒吐出來，洗把臉轉身出去再戰。

此舉雖可馬上減輕酒意，卻容易傷了胃氣（消化吸收功能），影響全身的營養。其嘔吐所釋出的酸，也會侵蝕牙齒。如果嘔吐次數過於頻繁，更會使鈣離子流失，造成骨質疏鬆症，得不償失。

最好的辦法是在嘴裡不斷含著冰塊，或一小口接一小口喝大量冰水，因為冰塊可迅速降低酒的火性，化成水，藉尿排出，保持頭腦清醒。千萬不要混合其他酒類、果汁或汽水等，否則只會加重肝臟負擔，醉得更快。

## 細嚼慢嚥

吃東西宜細嚼慢嚥，少量多餐，每一口食物要咬到夠爛，才能吞下去，這樣一來，不僅可以細細品嘗食物的原味與美味，並且讓口中的唾液腺（舌下腺、腮腺、頷下腺。），分泌足夠的消化酵素幫助消化，何況多咀嚼較能充分吸收食物的精華，而且不會發胖。

吃東西很快的人，會把較多的空氣帶進胃腸，引起脹氣，而且容易發胖、得到胃病。少量多餐，是使一個人身體保持活力充沛最好的方法。

現在起馬上改變飲食習慣，只需幾天的時間，就會發現已一掃飽食終日萎靡不振的樣子，何況科學家已証實，每一口食物咀嚼三十次，唾液中便產生抗癌殺菌物質。

## 怎樣吃早餐？

三餐裡以『早餐』最重要，因為它提供一天當中所需要的營養及能源的大部份，早餐往往會影響每一天的精力好壞，甚至於也影響到一天裡腦力的吸收與運用的結果。

因此，早餐要吃的像在大飯店享用豪華自助餐一樣，愈豐富愈好，『理想的早餐』包括：一碗飯（一塊全麥麵包）、一小碟蔬菜、一杯豆漿或米湯、一個水煮蛋或蒸蛋、一個水果或一杯現榨果汁、一點堅果（松子、核桃、栗子、葵瓜子、夏威夷豆、開心果等），並且要從從容容、開開心心的用餐，方能讓胃腸愉快的消化所裝下的食物。

假如沒有時間在家裡準備，則可到超市或便利商店購買以下建議的幾種早餐：

- 一個御飯團（飯比麵包營養；海苔、魚類或肉鬆可提供良好的蛋白質及DNA核酸營養。）
- 一罐黑豆漿（營養豐富含鈣多，又不會像牛奶容易引起氣管或腸胃過敏，超市裡已有罐裝新鮮黑豆漿或鋁箔裝。）
- 一個奇異果（營養排名第一的水果，維生素C為檸檬的1.4倍，而且只要一把小水果刀及一隻小湯匙就可方便食用，買幾顆放辦公室隨時可吃。）
- 一湯匙綜合堅果（可提供精力與良性膽固醇，現市面上有出售小包裝的綜合堅果，內裝有腰果、南瓜子、枸杞子、杏仁、葡萄乾、香蕉乾等，大約六公分長，四公分寬的包裝，很方便攜帶。）

## 怎樣吃午餐？

午餐，大多數的人仍然吃得很簡單、很隨便、很匆忙，尤其是上班族，例如只吃一個三明治、一瓶牛奶，或一碗麵，或是一個簡單的便當等，一吃完便馬上趴在辦公桌睡覺，這樣一來橫膈膜被頂住，不僅堵住了胃腸正常的蠕動消化，也不夠產生應付工作所需的足夠精力，所以才會在冷氣房裡發冷生病、精神不振和手腳無力等等。

理想的午餐至少仍然要包括一碗飯、二小碟蔬菜、一碗湯、水果和點心，以及足夠輕鬆咀嚼消化的時間。例如到日本料理吃簡便但全套的「定食餐」，花樣多又營養均衡，而且不會讓人飽得下午打瞌睡。

## 怎樣吃晚餐？

至於晚餐怎麼吃呢？晚餐則要吃得少，所謂簡單、精緻和營養。如少吃肉類、甜食及炸的食物，多吃蔬菜水果，建議到秤重量計價的素食餐館，選取多樣化的蔬菜與水果，以符合每日需吃三十種以上食物的健康原則。即使要吃肉也以魚肉為佳，以免增加身體的負擔。

另外，晚餐要吃得早，最遲不要超過七點，愈晚吃晚飯就愈容易囤積肥胖，因為大多數的人在晚飯後，並沒有機會消耗掉多餘的能量，而且晚餐通常是一家人聚在一起，是最輕鬆、最有時間吃東西的時候，菜色菜量多半比早午餐豐富，這時人也最慵懶，一吃完一定就攤在電視前面，什麼飯後散步、運動，全會忘得一乾二淨。

而晚餐一吃多、吃得晚，就影響了早餐的食慾，而吃不下早餐或不吃早餐，這樣惡性循環之下，身體那會健康呢？有的人還有吃宵夜的習慣，那更不好，不僅胃腸沒有時間休息生養，回家倒頭就睡，只會胖得更快。

## 怎樣喝果菜汁？

每日以一個奇異果、二個蘋果（去掉蒂及子）、一個長青椒、大黃瓜一小截約六公分長、一條西洋芹菜打成果菜汁，並在十五分鐘內喝完，最適合在兩餐之間喝，可適用於輔助治療各種疾病。

已有前輩使用在便秘、肝斑、雀斑、老人斑、蜘蛛痔、青春痘、高血壓、肝病、肩痛、減肥等等病症上，飲用期間由一星期～三個月不等，皆獲得不錯的結果。

這幾種蔬果含有豐富的維生素、礦物質及纖維素，口感不錯又能滿足營養所需，且都是天然食物，不用擔心副作用的問題，不妨喝喝看。

## 冰冷食物之影響

台灣四面環繞海洋，氣候潮濕，如果吃太多寒涼的食物，如西瓜、香瓜、新疆瓜、葡萄柚、橘子、鳳梨、汽水、可樂、椰子汁、生的小黃瓜、大白菜（煮熟的一樣很冷）、冰品等，將會大大影響氣管、腸胃、子宮、月經和生育的功能，因為寒涼會使體內微循環不佳，導致各項內部器官功能遲滯、出問題。

西瓜、香瓜、新疆瓜等原產地是在沙漠乾燥地區，並不適合潮濕的本地常常食用，尤其大部份的瓜類一定放進冰箱「冰個徹底」，使其性質更加寒冷，加上我們都是在晚上盡情享用，對身體影響更大。因為，到了晚上大地溫度降低，人體的循環變慢，抵抗力變弱時，再吃冰品等於二度傷害。

另一方面，夏天如果貪涼猛吃此類冰品，氣管擴張收縮能力就會逐漸變差，秋冬就容易引發感冒、氣喘、鼻過敏、支氣管炎、經痛等病變，不可不慎！

## 第七營養素——核酸

人體六十兆個的細胞，每一刻不斷的死亡，也不斷的再生，但每一處器官的生命周期（更新速度），卻大不相同。例如女性卵子壽命約為10～24小時，男性精子約為3～10天，小腸黏膜細胞約為3～4天，白血球約為9天，子宮內膜約為28天，皮膚約為21天等等，其汰舊換新速度的快慢與否，及更新後的細胞健不健康，多半取決於體內的核酸（DNA和RNA）充不充足。

換句話說，如果身體每天攝取的核酸足夠，就可以很快的修補或更新身體受損的部位，複製品質優良的細胞，如此一來一定會有令人羨慕的細緻光滑皮膚，茂密光澤的頭髮，充沛穩定的體力，並且鮮少發生病病痛痛（癌症、糖尿病、高血壓、心臟病、肝病、關節炎等等。）

因為這個原故，人類以往所忽略的「核酸」營養，繼蛋白質、脂肪、醣類、維生素、礦物質及纖維素六大營養素之後，成為人體攸關的「第七營養素」。

但如何才能得到充足的核酸（DNA和RNA）營養呢？

正常人每一天所需要的核酸的量，大約兩點四公克～三公克，而我們的肝臟只能合成大約一公克，其餘的核酸必須由食物中攝取。假如肝功能衰弱，就無法合成核酸，必須全部由食物中來攝取。

倘若疲勞、受傷或生病，更需要大量的核酸來修補組織。

食物中如鮭魚、河豚、啤酒酵母、魚卵、小乾白魚、柴魚片、小沙丁魚、虱目魚、蛤蜊、牡蠣、干貝、鮑魚、九孔、豆類、豆漿、芝麻、堅果、海參、海蜇皮、香菇、海苔、豬肝等，核酸的含量較豐富，其中又以鮭魚的精巢、河豚的精巢與啤酒酵母含量最高。

然而，這些食物的膽固醇或脂肪含量都非常高，容易引起肥胖、高膽固醇及高血壓等毛病。因此，目前日本及美國等先進國家，已由食物中成功淬取到核酸營養，融合維生素與礦物質等，組成均衡的DNA營養錠劑銷售，其主要眼光是在核酸必定是未來人類的營養補給重點，既能攝取到真正足夠的核酸，但又不會得到肥胖、高膽固醇及高血壓等毛病的食品，對於懶惰的現代人的營養照顧，非常實用。

像日本的京都大學松永政司博士和國際環境大學宇住晃治博士，將鮭魚的精巢、啤酒酵母與幾種重要的維生素，所研究開發合成的高核酸營養食品「Gene Care」，已在日本大受消費者的歡迎，希望臺灣在最快的將來，亦能有好的產品嘉惠本地。

## 吃素的人如何吸收鈣？

根據非正式統計，長期吃素的人較容易發生骨質疏鬆或摔倒骨折，那是因為鈣質的吸收機轉，需要動物的脂肪（肉類）及維生素$D_3$的配合，才有作用。素食者不吃肉，可用羊奶來替代；對奶類較敏感的人，可在奶中加一點鹽巴，可助消化其蛋白質。至於維生素$D_3$的取得，就得每天早晨或傍晚讓裸露的肌膚多曬點陽光，人體才能自動產生。

## 虛寒的人怎樣吃？

體質虛弱、怕冷、怕風、缺氧及容易疲勞的人，應該多吃「營養而溫性」的食物，例如炒長青椒、咖哩飯、大頭菜湯、洋蔥蔬菜湯、炒紅菜、炒青花菜、炒橄欖菜、水煮茼蒿菜、紅燒海參、紅燒鰻魚湯、水煮蝦、山藥排骨湯、薏米山藥粥、龍眼肉粥、雞骨頭燉干貝湯、紅棗枸杞粥、小米粥、糙米薏仁粥、四神湯、芝麻糊、芝麻飯、蓮子湯、玉米湯、葡萄（乾）、紅葡萄酒、紅豆湯、紅蘋果、櫻桃、糖炒栗子、生松子、蜜炒核桃、蓮藕粉、花生湯等。記得吃完後散步一下，才不會火氣大。

## 氣色不佳的食療

面有菜色，氣色不佳的人，多半體弱多病、能量低落，往往也沒辦法集中精神，掌握好時機，發揮好運氣。

不妨將等量的栗子（煮熟）、紅棗、核桃及柿餅，去核，混在一起搗爛，加入麵粉，做成大餅，像現在許多麵包糕餅店所做的核桃餅、棗泥餅等一樣。或用五個栗子、三個紅棗、三片核桃及一個柿餅，加水三碗，煮成甜湯，大人小孩都愛吃。栗子入腎，紅棗入胃腸和肝，核桃入腦，柿餅潤肺，每日吃一些，氣色即可逐漸轉好。

## 補血要領

貧血的人經常會感到頭暈眼花、視力減退、臉色蒼白、心跳不規則、失眠或整天睡不醒、記憶及思考力衰退、呼吸很淺像吸不到空氣一樣、手腳冰冷、一爬樓梯就喘等症狀。

引起貧血的原因很多，可能是吸收不良、一天排便次數過多（輕瀉多次）、紅血球再生減少、失血過多和發生溶血現象等。現代醫學常採用補血劑、鐵劑、維生素$B_{12}$、葉酸、輸血及副腎皮質荷爾蒙，嚴重時則需作切除脾臟或骨髓移植手術。

傳統醫學則認為貧血與肝、脾、心和腎的功能都有關係，因為「肝能藏血」，即指肝能儲備血液來應急；脾統血，主運化（消化轉輸），為生血之源；心主血，與血液供應和輸送有關；若腎虛則精髓空虛（骨髓功能差），造血機能產生障礙而致血虧。因而除了多吃補血的食物外，如何旺盛此四個臟器的功能，亦是貧血者的重要課題。

婦女因每個月有生理期的問題，所以貧血的機會比男人大些，除了多吃深綠色蔬菜、髮菜、芝麻、紅棗、龍眼（乾）、葡萄（乾）、梨、蘋果、小米粥、動物的肝臟（豬肝最佳）、蜂蜜、藕粉、麥胚芽、粗麵粉、啤酒酵母粉以外，還得喝點酸的飲料或酸的水果，如柳丁汁、檸檬汁、乳酸菌及酸梅湯等，因為食物中的鐵遇到酸，才能吸收的完全。

## 吃補上火？

很多婦女朋友明明「體弱多病」，可是只要一吃較補的食物或中藥，如龍眼、荔枝或十全大補湯等，就喉嚨痛、牙痛或流鼻血，因而卻步。

其實補的東西多半含「火」的能量較多，而火的特性都是往上攻，所以凡是吃補後，應散步半小時以上（室內踱步亦可），或練「金雞獨立」（以一腳站立，兩腳各站五分鐘以上），以引火下行，使補的能量補到該補的地方去，並均勻分配至全身各處，而強壯身體。

吃補上火氣功運動

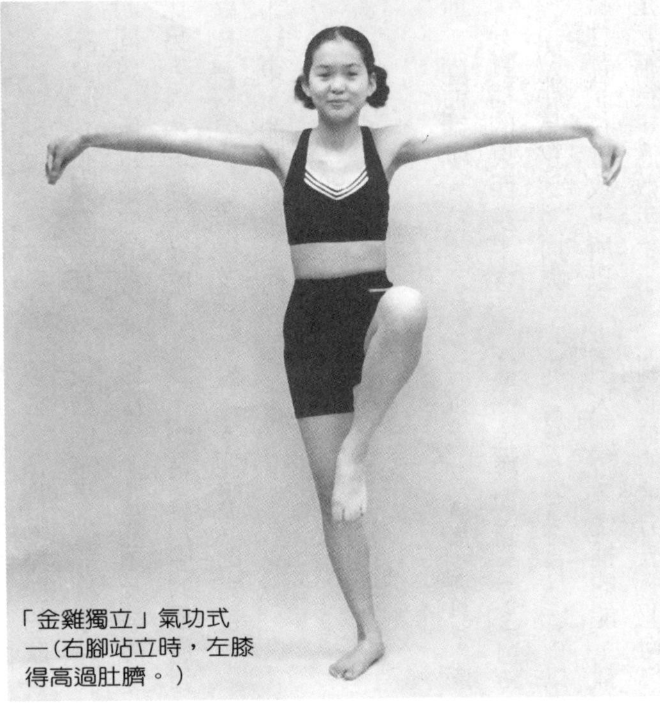

「金雞獨立」氣功式一(右腳站立時，左膝得高過肚臍。)

# ◎心理情緒、睡眠

## 情緒如同一把利劍

最近有一位好朋友過世了，她才36歲，卻得了大腸癌，在一年內動了二次手術，嘗試了各種先進的化學療法、中醫療法、氣功療法及健康食品，卻依然不能治癒。

在得病之前，她平日就非常注意養生和醫藥保健，每天都是選吃健康的蔬菜水果為多，也沒有晚睡吃冰喝冷，只是上班壓力稍微多了些，所以剛開始時她非常不能理解，為什麼她會得到癌症，在臨走前二個星期，她跟我說她想通了：「我希望下輩子不要再做女人，畢竟女人總是對一些小事計較、想不開，如果下一世仍是輪迴做人，寧願是一個男人，或許就可少一些病病痛痛。」

另外她又說：「為什麼最親近的家人平日對彼此的關心時，明明都是好意，但總是要用生氣、急切或半威脅的口吻來嚷嚷和督促，日子久了就演變成冷漠對待或怒目相向，失去了父母與子女，或兄弟姐妹之間的和樂。」到生命的最後關頭，她才深深地瞭解日常生活一點一滴的情緒，對健康實在有莫大的影響。

到了最後，她雖然氣弱游絲，連一口果汁都喝不下了，仍然囑咐筆者要寫文章奉勸在世的人，為人處事要常常微笑，保持輕鬆的心情，關懷別人，千萬不要斤斤計較、發怒、生氣或緊張，不要影響到血壓、心肝、胃腸、內分泌及神經系統等等。所謂「魔由心生、病由心起」，心理的破壞往往比生理的影響更大。

目前許多癌症發生原因探討報告顯示，癌症多半與長久以來的不良情緒影響有絕對關係，情緒如同一把利劍，隨時能穿透身體，在癌症患者愈來愈年輕化時，如何讓心理輕鬆柔軟，可能是現代人最重要的課題之一。

## 一笑再笑、百病全消

笑可使五臟六腑運動起來，大笑一次，不僅能使胸腔、橫膈膜、心、肺、腹部動起來，而且還可以使臉部及四肢的肌肉運動。甚至於可刺激大腦和身體內各種腺體，提供多種正常的內分泌，這樣的物質不僅可以愉悅心情，也立即減輕了疼痛。

多笑能夠讓憂鬱、緊張、厭煩、厭世、沮喪、罪惡感、腰酸背痛及頭痛等，舒解開來。朋友們，多看些幽默文選、喜劇片與笑話集，您會發現很多疾病將不藥而癒。

## 好運與健康跟著來

人生最重要的是，發自內心地孝順父母公婆，友愛兄弟姊妹，常常盡一己之力暗中幫助別人。能夠時時想開事情，不管今天多麼不順利，不要累積悶氣、怨氣與疲勞，明天有明天的運氣，今日好好睡一覺，明日有充足的體力和笑容來打拼，所謂「放下負擔，奔向未來」，好運與健康一定跟著來！

## 破壞遠比建設快

您是否常懊惱為什麼老是在看醫生，還是看不好？最主要原因是「破壞遠比建設快」。您的嘴巴雖然吃了醫師開的藥、打了針，但是飲食生活習慣依然不改，如煙酒不禁、吃香喝辣、喝冰飲料、晚睡熬夜、不運動及情緒緊張，如此一來等於每分每秒還是在破壞自己的身體。蓋一棟房子至少需要一、二年，但要敲掉它只需一會兒功夫，所以您是要蓋，還是要敲？

## 床的高度

您睡床的高度是否夠高？

臺灣為海洋性氣候，濕氣較重，床的高度最好能在六十五公分左右，而且床底下最好不要擺任何東西，因為只要床底下一擺物品，就會妨礙了床下氣流的順暢，使濕氣日積月累，一點一滴滲透、侵蝕身體，影響筋骨。

另外也不要擺金屬類物品在床下，因為金屬材質的磁場所發出來的磁波，較容易對身體產生某些干擾，影響睡眠的安寧品質。加上床下東西一多，就更容易藏髒東西，如蟑螂、蜘蛛、小蟲、屑屑等，引起其他過敏、皮膚等問題。現代傢飾所販賣的床組，往往很低且附加抽屜，乍看之下好像美觀又耐用，但其實沒有深切考慮到，對健康是否產生不好的影響。

我們的生活當中充滿了電氣用品，比如大哥大、電視、電冰箱、電話、電腦、音箱、電風扇、電燈、電子計算機及電動玩具等，都會發出強弱不等的電磁波訊號，多多少少影響著身體。即使是工具箱、健身器材、鐵質玩具、鐵拐杖、吹風機、衣架等鐵器製品，亦有微弱的無形波。

倘若這些物品塞在床下，或置於床頭櫃、床邊，日積月累之下，可能有礙健康或影響睡眠品質。據日本相關的研究，甚至於會造成腦瘤、白血病、淋巴腫瘤、精神障礙及孕婦流產等，特別是利用微波傳訊的大哥大及無線電話，可能對腦部形成直接的傷害。

各位回想一下，不論古今中外，好的床幾乎都是木頭做的，其床底下都是空暢的（氣流暢通），且組合多用卡榫，鮮少有鐵釘，美觀又顧到健康。

## 午睡的重要

午睡像潤滑油一樣，可以讓每天一直運轉。通常中午能沉睡四十分鐘，約莫等於晚上睡兩小時，可消除一整個早上的工作疲勞，使下午更有工作效率，也可減輕一些晚睡熬夜所造成的傷害。但也不要睡太久，譬如超過一個小時以上，就容易影響到晚上的睡眠品質，像是睡不沉或睡不著。如果再沒時間，找機會瞇個十、二十分鐘，對體力的恢復，亦大有幫助。

剛吃飽午餐，必須散步一下，如十五分鐘左右，或重複輕念六十遍中國古老內功口訣「噓、呵、呼、嘶、吹、嘻」（不需配合動作），運動一下內臟系統，肚子就會輕鬆愉快。

可惜大部份的上班族與學生們一吃完午餐，便倒頭趴著午睡，這樣躬著身子會使胃部頂在心窩胸口上，濁氣堵在腹中，不僅消化不良，並且可能整個下午都會不暢快，昏昏欲睡。

## 臨時抱佛腳的最佳時段

學生們如果為了考試而熬夜K書，效果反而不好。建議早點吃完晚飯後（五、六點之間），懷著輕鬆的心情，散步至少五百步，讓胃腸消化一些，氣順了，再開始讀書。然後在九點上床睡覺，凌晨三、四點再起來念書。

雖然睡眠時間仍然不太夠，但順著我們的生理時鐘行事，比較不傷身體，且較有精神，有效率，好記東西。一整天下來，也比較不會疲倦。

## 睡覺的訣竅

同樣幾小時的睡眠，為什麼有的人睡的很少，可是起來後精神奕奕？有的人熬夜後，在白天睡了十幾個小時，甚至於睡了一整天，卻仍然疲倦的要命，為什麼？

人體的交感神經性質屬陽，具有興奮、活動、消耗的作用，在白天緊張忙碌地運作著，而在傍晚與太陽昇起之前蟄伏休息。所以，如果熬了夜，想在白天補睡回來，可是不管怎麼休息，睡一整天，甚至於連睡幾天，一個禮拜，其睡眠品質仍然很不好，因為白天正好是交感神經興奮的時間，它要工作時，您卻硬要它好好休息，那是相衝的。

晚上是人體各個系統休養、更新、再生的時間。這時副交感神經呈現活躍狀態，其性質屬陰，具鎮定、抑制、收斂、充電之作用。因此在半夜工作或讀書，一定效率不佳。所以，最好是晚上九點上床，再晚也不要超過十一點睡覺。

晚睡熬夜特別傷身體，超過三、四十歲的讀者，應該有感覺，為什麼現在熬夜，不像年輕的時候恢復那麼快，甚至於熬夜後隔天也不會太累，那是因為當您年輕時，身體尚未老化的原故。我們要特別記住：「任何人都無法幫助您那失去的睡眠時間，只有自己可以救自己！」

# ◎日常保健

## 感冒後勿二度吹風

顏面神經麻痺（口眼歪斜）的患者，以往均好發於老年人，目前發作年齡卻一直降低，尤其三十歲左右的婦女患者愈來愈多，分析其原因為，此年齡的婦女朋友，除上班忙碌外，又要費心照料家庭，加上飲食生活習慣的不注意而造成，試舉謝小姐的例子給大家參考。

謝小姐還沒結婚以前的身高168公分，體重60公斤，自認身材高 健美，身體一向好得不得了，從來也不忌諱什麼，連吃到蒼蠅都不拉肚子。

後來結婚沒多久，小孩子接二連三出生，坐月子時沒能好好休息，什麼都要自己來，每天眼睛一睜開，所想的就是孩子餓了、冷了，得換尿布、洗澡了。加上洗頭、洗碗、買菜提重物與煮三餐等瑣碎家務，一天二十四小時中無法睡個好覺，「肚子餓了就囫圇吞棗，煩了熱了就吃冰，沒胃口就吃辣」，搞得自己日漸肥胖，不僅常常腰酸背痛，手麻腳麻，風一吹就頭痛。

有一天不小心感冒了，很煩悶，正巧車上的冷氣壞掉，就把車窗搖下來透氣，沒想到隔天一早起床刷牙時，水竟從嘴角一直流下來，一照鏡子，才發覺自己已「口眼歪斜」，眼嘴閉不緊，一吃飯湯水就從嘴角流下來，笑起來連孩子都害怕，心中的恐懼，久久不能自已。

後來先生送她到仁愛路某大醫院檢查，結果說是顏面神經麻痺，電腦斷層檢查後，臉足足歪了十五公分，看到鏡子裡扭曲的臉，她的內心惶恐至極！找遍西醫都說只能給予維他命$B_{12}$之類的藥，無其他辦法。最後她自己下定決心，克服對針的恐懼，嘗試一星期三天針灸療法，且每天自我按摩，花了一整年的時間，除了特別疲勞的時候，總算從外觀已看不出任何歪斜。

奉勸各位朋友不要鐵齒，感冒的時候，絕對不要再吹風、吃冰，以免後果不堪設想。

## 散步與慢跑

每日在空氣好的地方，以輕鬆愉快的心情，散步三十分鐘，是現代人最佳的運動，因為慢跑已被發現對心肺、刺激過重，並且慢跑時雙腳所承受的力量，是身體重量的三倍左右，容易影響或損傷肌肉和關節。相較之下，散步時雙腳所承受的力量僅是身體重量的1.5倍左右，身體不致於受到傷害，又能保持身體的靈活度，使肌肉和關節不會僵化與萎縮。

心理醫師常建議，當精神緊張或悲傷憂鬱時，只要外出輕快地散步三十分鐘，情緒就可好轉。尤其常常失眠的人，不妨在晚飯後出外散步，一定對睡眠很有幫助。

## 齒功

古早的人並無牙膏牙刷，他們怎麼保養牙齒？一是每天晨起時「叩齒」六十下，即用自己的牙齒上下用力咬合張開，發出清脆的聲音，此舉可確實鞏固牙齦。二是用手指由臉頰唇邊，按摩牙齒的周圍三、五分鐘，可促進牙齒周邊的循環，預防與改善牙周病和口瘡。

另外在晚上睡前，先漱口一次，再用半茶匙的鹽巴放在食指、中指上，伸入口中按摩整個牙齒和牙床，再漱口，因鹽能殺菌固牙、除口臭，且手指的按摩感覺絕對不同於牙刷。除了正常的飯後牙膏刷牙，配合上述三種方法，必可常保牙齒健康。

## 舌功

現代人吃東西時，常囫圇吞棗，其快無比，根本忘了舌頭的作用，是在幫助分泌多一點的消化液，攪拌軟化食物，減輕胃腸負擔。反而喜歡逞口舌之快，結果往往惹來一身的麻煩。

其實舌頭還有應急的功能，像外出旅行，萬一遇到天災或其他突發狀況，如在高山上或沙漠中，有一段長時間無法取到飲水，這時候可以不斷地旋轉自己的舌頭，分泌較多的津液來解渴，讓體力支持久一些，等待救援。平日亦可常常自我攪動舌頭三十六圈，所謂練「舌功」，不僅可以鞏固牙齦，其所分泌的唾液亦可滋潤五臟六腑，降低火氣。

## 晚上視力不佳

現代人透支眼力太多，以致於不到四十歲，一到晚上就覺得看東西很吃力，視力逐漸模糊，這時候應常到小吃店、日本料理店買水煮切片的「醋溜鱆魚」來吃，因為鱆魚含有一種游離氨基酸，能活化肝功能及視神經，特別是在暗處能自在瞧東西的暗視能力。小吃店通常會附上哇沙米，加上鱆魚的嚼感，味道令人難忘。

## 穿耳洞影響眼睛

現今耍酷的青少年喜歡在耳朵上穿很多耳洞，戴各式各樣的耳環，以「秀」其性格，但其實是在戕害自己的身體。截至目前為止，世界上各個針灸組織，在耳朵上已發現將近一百個穴道和反應區，可對應治療全身的組織。假如您用穿耳洞的方式，將會破壞所對應穿透的器官與區域。

舉例來說，大多數人在「耳垂正中」穿耳洞，其所對應的器官正是「眼睛」，因此會使其視力慢慢變差，在此亦奉勸婦女朋友即使愛美，也別穿耳洞，不妨使用夾式耳環，既美觀又可刺激、平衡生病的部位，確保身體的健康。

穿耳洞影響眼睛

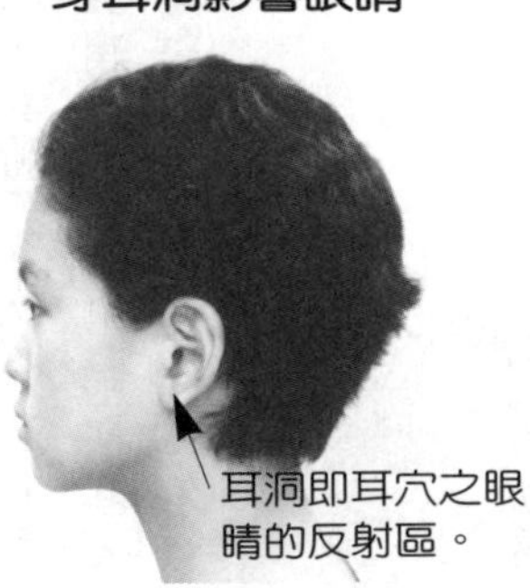


## 眼功的妙用

現代生活聲光媒體多采多姿，電玩、錄影帶及電腦太過方便，反而使得眼睛過度使用，根據新聞報導，臺灣國小六年級兒童，已有半數戴上近視眼鏡。減輕度數及防止惡化，成為媽媽心中隨時掛念的負擔。「小明，退後一點！」、「小華，不要打（電玩）太久！」這樣的叫罵聲，在每個家庭此起彼落的上演著。

想開刀，又怕將來有副作用；吃藥、添補、吞健康食品、眼睛按摩器等，又好像沒有明顯的效果。這是因為我們每天透支視力的程度，遠比建設保養眼睛來的多。作父母的真是傷腦筋，不知怎麼辦才好。

前天筆者接到兒子與女兒的學校視力不合格通知單，突然想起久未督促他們操練「眼功」，藉此寫出，希望大人、小孩一起互相勉勵，每天練習，不要懶惰，必能受用無窮。

眼功的作用：可促進眼睛循環，預防及減輕各種眼疾，如眼睛疲勞、酸澀、容易掉眼淚、近視、遠視、白內障、青光眼、飛蚊症等。

●以雙手大姆指關節，按壓左右眉毛下的「上眼眶」三十六次，按壓時，眼眶會感到特別酸痛，表示眼睛已過度使用。

●將雙手四根手指尖各自壓在左右下眼眶（除大姆指外），順著下眼眶的骨頭，來回按摩三十六次，來回算一次，此時若有鼻塞，亦會打通。

●閉上眼睛，轉動雙眼的眼球，左轉七圈後，再右轉七圈，接著開眼，此舉可加強睫狀肌的功能。

●以雙手掌心同時按摩整個眼眶三十六圈，左手順時鐘方向，右手逆時鐘方向，可消除眼睛疲勞、眼花、目視不明。

●以雙手掌，按摩整個耳輪三十六圈（耳朵的輪

## 眼功氣功運動

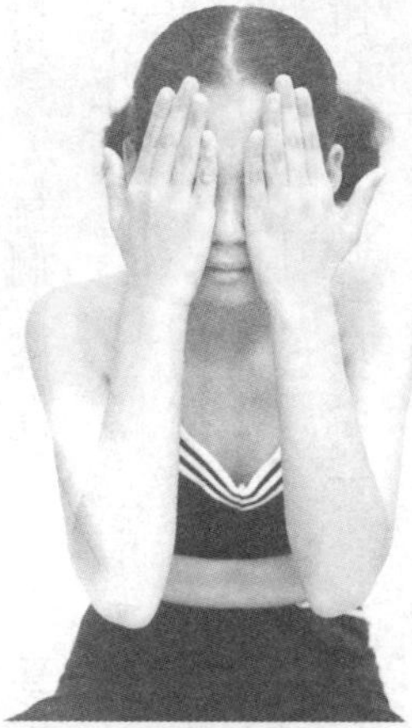

以雙手掌心同時按摩整個眼眶36圈，左手順時鐘方向，右手逆時鐘方向。

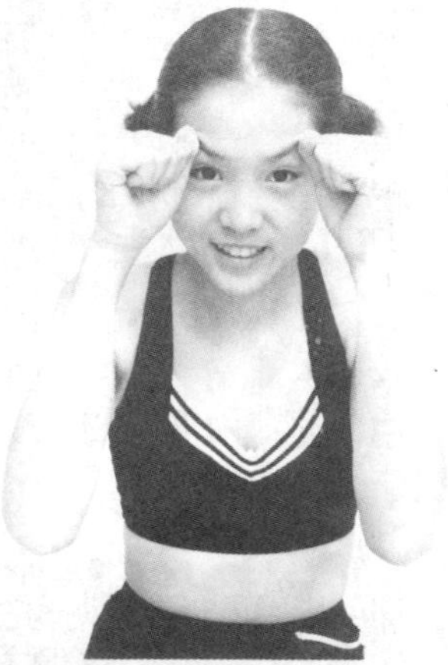

以雙手大姆指關節，按壓左右眉毛下的「上眼眶」36次。

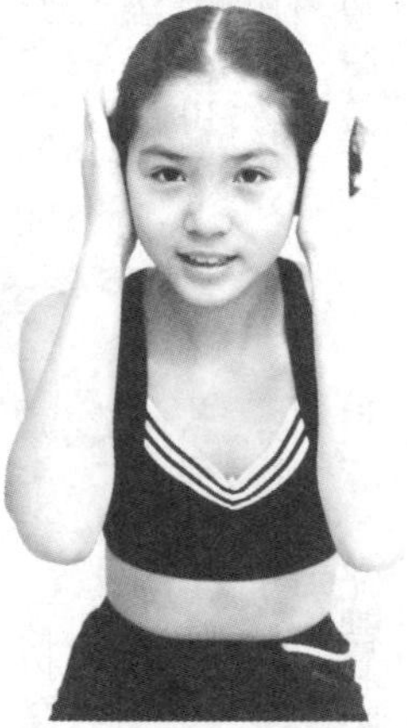

以雙手掌按摩耳輪（整個耳朵邊緣）36圈，直到整個耳朵發熱為止。

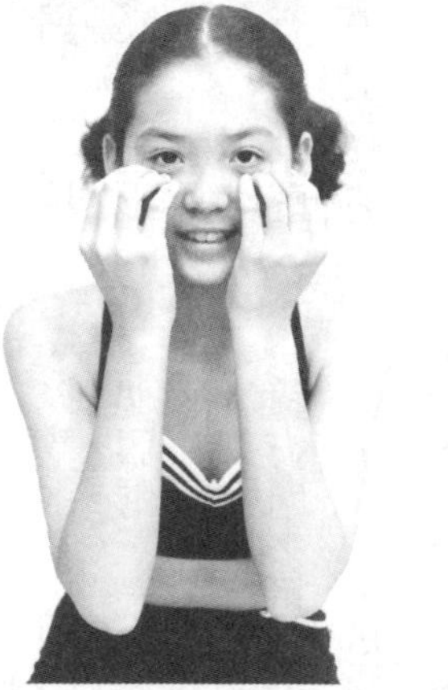

將雙手四根手指尖各自壓在左右下眼眶（大姆指除外），順著下眼眶的骨頭來回按摩36次，注意來回算一次。

廓），直到整個耳朵發熱為止，可以減輕眼壓或發炎的程度。

●閉上眼睛，以食指尖及中指尖，分別按壓左右兩個內眼角靠近鼻根旁之凹處（上睛明穴），同時緩緩吸氣，吸到不能再吸時，停止呼吸；停到忍不住的時候，再放開看綠色的東西（樹葉、遠山等），可瞬間讓眼睛明亮起來。

●左右手掌各自壓住左右邊的耳洞，然後各以左右手的食指疊在中指上，用力彈開食指，扣擊後腦勺四十九次，此時腦中會聽到一陣一陣巨大的鼓聲，此乃「鳴天鼓」，可促進腦部循環，使頭腦清晰、眼睛明亮。

●常常閉上眼睛，透視和感覺一下身體後方所有的景物，像是可以真正看到東西，此舉可平衡眼睛過度向前看而所耗損的視力。

●閉上左眼，以右眼平視前方之綠色葉子（可清楚看到綠色葉子的距離），然後退一步看綠色葉子；接著回到原位，再退二步看綠色葉子；再回到原位，退三步看綠色葉子；再回到原位，退四步看綠色葉子；再回到原位，退五步再看綠色葉子。然後換閉上右眼，以左眼平視前方之綠色葉子，依同樣的方法看綠葉，切記不可勉強眼睛很吃力的去看，此舉可調整眼睛的焦距，減輕近視度數。

●按壓後腦突出的骨頭部位（枕骨粗隆），及其左右兩邊的風池穴（後頸正中與耳朵中間的大凹陷處）時，多半會感到酸痛，

## 眼睛明亮

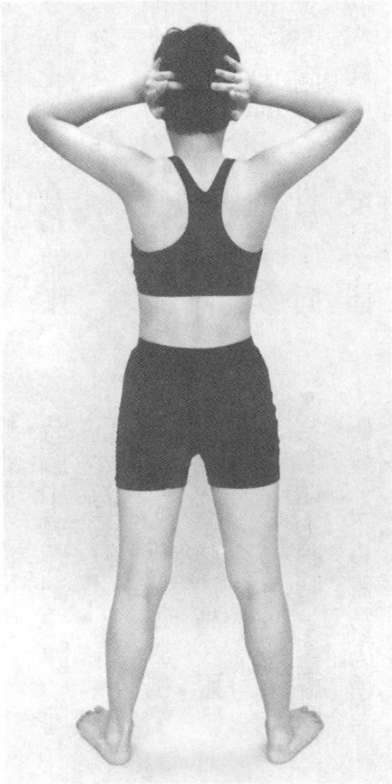

## 眼功氣功運動

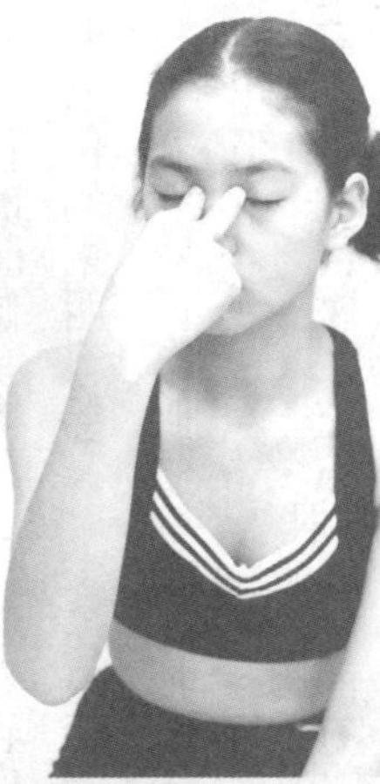

▲ 上睛明穴
閉上眼睛，以食指尖及中指尖，分別按壓左右兩個內眼角靠近鼻根旁之凹處。

◀「鳴天鼓」一左右手掌各自壓住左右邊的耳洞，然後各以左右手的食指疊在中指上，用力彈開食指，扣擊後腦勺49次。

## 增進眼力

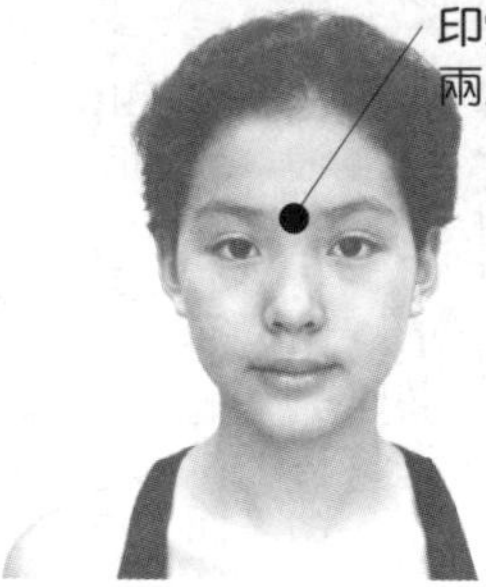
印堂穴
兩眉中間

## 眼睛疲勞

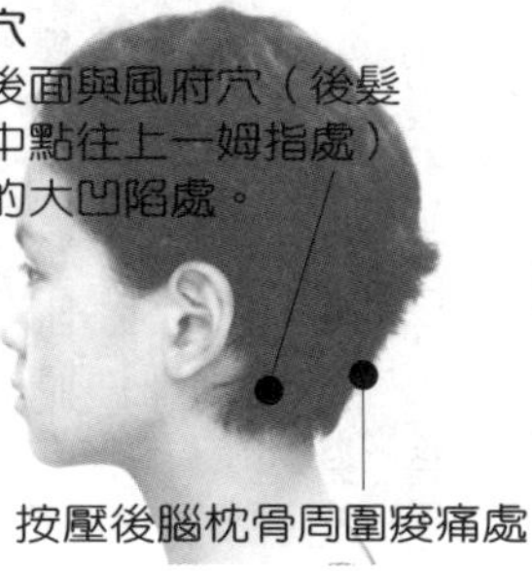
風池穴
耳垂後面與風府穴（後髮際正中點往上一姆指處）之間的大凹陷處。
按壓後腦枕骨周圍痠痛處

此亦表示眼睛過度疲勞、眼眶鼻腔的循環不佳，應當多按摩。

- ●閉上雙眼，集中意識在印堂穴（兩眉之間），然後緩緩深呼吸幾次，此舉可開智慧、增眼力。
- ●每天剛睡醒（眼睛尚未睜開的時候）及晚上睡覺前，至少各作一次，以常保眼睛的健康。
- ●每一個動作，都可以「單獨分開」來練習，隨時隨地調整眼睛的狀況。記得練習時必須拿掉隱形眼鏡、眼鏡。

## 避免光線直射眼睛

眼球百分之八九十由「水」組成，能很快的吸收光線與熱能，其球型的構造，對光線的聚焦特別容易敏感，因此眼睛很怕「乾與熱」，假如光線太強或照射太久，就容易傷到視網膜。

如在游泳池畔、海灘晒太陽，或在醫院接受紅外線或其他光線物理療法時，除了閉上眼睛外，最佳保護眼睛的辦法，就是在眼皮上放置沾濕的棉花或手帕。千萬不要以為帶上墨鏡就沒事，事實上顏色深的眼鏡，更容易聚集光線，且眼鏡旁的空隙，也會接收到不少光線。

## 如何對抗癌症？

近代醫學認為汽機車和工廠所排放的廢氣、自來水中殺菌用的氯、香煙、酒、食品添加物、農藥、過量的維他命、紫外線、放射線、檳榔、烤焦的食物、壓力、長期的鬱卒等等，都可能造成癌症。

目前癌症的治療，大都採用化學（抗癌藥物）、放射線及手術治療。這些療法較有侵襲性，不僅殺死癌細胞，連一般正常的細胞也會加以攻擊，對人體造成相當程度的傷害，所以世界各國一直嘗試新療法，筆者多年接觸認為，其中有兩種方法值得讀者參考運用：

其一為遠紅外線物理療法。一九六五年德國德列斯坦市的阿魯坦醫師，一九八五年美國威斯康辛州立大學癌症中心的羅賓斯教授，及一九九一年東京中野魯加醫院院長竹內隆等，發現癌症患者照射遠紅外線後，能增加患者食慾，縮小癌細胞，減緩癌症患者所特有的劇烈疼痛，及延長生命。

其二是日本京都大學松永政司博士與東京大學研究員宇住晃治，發現細胞中的ＤＮＡ如果受損，身體內的訊號就會出錯，細胞就會異常地不斷分裂增生，轉變成癌症。倘若給予患者足夠的高分子ＤＮＡ核酸食物（如鮭魚精巢、酵母等），能被正常細胞所吸收，而不被癌細胞利用，使癌細胞得不到營養而餓死。

其三是氣功療法，此法乃運用己身的意志力（腦波），配合簡易的動作，能集中能量，帶動全身氣血循環，疏通疼痛、恢復食慾（胃氣）及提高自癒能力。目前中國大陸及美國洛杉磯大型醫院已聘請氣功師為病人治療，或教病人簡單的氣功自我調整，成效不錯。

此三種療法均能幫助修護組織，可配合侵襲性正規的治療如化療、放射線，以減輕它們所帶來的副作用，而提高其原有的療效。

## 運動腳趾頭治腰疾

上班族常常需要長時間的辦公或開會，不得中途離席，以致產生很多毛病，諸如腰酸背痛、膀胱敏感、尿道炎等等。這時候我們可以伸直雙腳，把腳趾頭儘量張開數秒鐘（同時緩緩吐氣），再儘量收縮捲起數秒鐘（同時緩緩吸

腰疾氣功運動

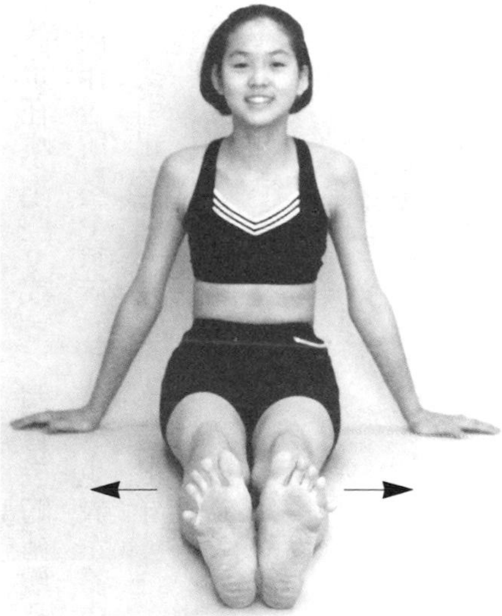

「運動腳趾頭」氣功式
——張開腳趾頭吐氣、收縮腳趾頭、吸氣。

氣），重複作幾次開合時，就會感覺腎臟、膀胱、膝蓋及後腰的部位，都會運動到，使該部位的循環變好。

由於是在桌子底下或鞋子裡操作，所以不致於影響別人與引起老闆的注意，假如無法順利地張開腳趾頭，即意味著身體整個背後的循環及經絡都很緊，也表示體內健康狀況不是很好。

## 按摩枕骨周圍

按按後腦一塊凸出的骨頭（枕骨粗隆），如果發現即使輕輕的按，也覺得很痛，那表示此刻眼睛一定非常疲勞，或者鼻腔正難過著。可能已經看了很久的電視，還是打了幾個鐘頭的電腦；要不就是鼻子過敏、感冒了。

因為後腦枕骨地區有

按摩枕骨周圍圖示

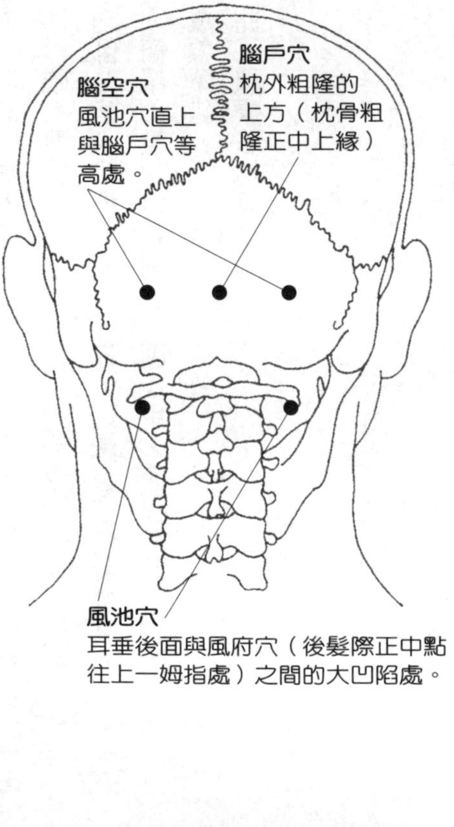
腦戶穴
枕外粗隆的上方（枕骨粗隆正中上緣）
腦空穴
風池穴直上與腦戶穴等高處。
風池穴
耳垂後面與風府穴（後髮際正中點往上一姆指處）之間的大凹陷處。

視覺反應區（頭皮針），也有很多治療目疾、鼻病的穴道，如玉枕穴、風池穴、風府穴、腦戶穴、腦空穴等，所以愈是愈覺得疼痛的點，更要經常掐按，可常保鼻眼的健康。尤其，對常常需要長途開車或熬夜的人，即時按一下，瞬間讓眼睛明亮、呼吸通暢，可免意外的發生。另對於近視、老花及鼻過敏，也有相當好的預防效果，值得您多按摩幾下。

## 久泡溫泉的方法

台灣的溫泉蘊藏豐富，如陽明山溫泉、知本溫泉及礁溪溫泉等等，國人享受溫泉非常方便。洗溫泉可以舒坦筋骨、幫助睡眠及解決皮膚、陰部搔癢問題等，但心肺功能或血壓有異樣的人，常因悶熱缺氧，往往無法泡的太久，便得起身出去，實在很殺風景。

其實，在入浴時，可以攜帶一大瓶礦泉水或汁多的水果，一邊泡，一邊小口小口的喝水或吃水果，水能制火（熱），且能補充體液，使不至於流失太快，就可好好享受溫泉。

## 溫水泡腳健康法

現代人長坐辦公室、電腦與電視機面前，又懶於運動，足部循環極為不健康。但多數人不知道，倘若足部的循環變好，心臟就不需要額外「一再的加壓」，來輸送充足的血液至足部末梢，如此一來就可減少高血壓、心臟病及中風等高危險疾病的發生。

另外，膝蓋以下到腳底的部位，有許多重要的穴道，如在腳底內側的公孫穴（脾經）、在腳背上的太衝穴（肝經）、在腳底的湧泉穴（腎經）、在小腿外側的足三里穴（胃經）、在小腿內側的三陰交穴（脾經），這些穴位俗稱大穴，每一穴都有一、二十項的治病範圍與療效。

因此，如果常以溫水泡腳，對於身體的健康是非常有益的，以下介紹幾種簡便的溫水泡腳法：

溫泉泡腳穴位圖

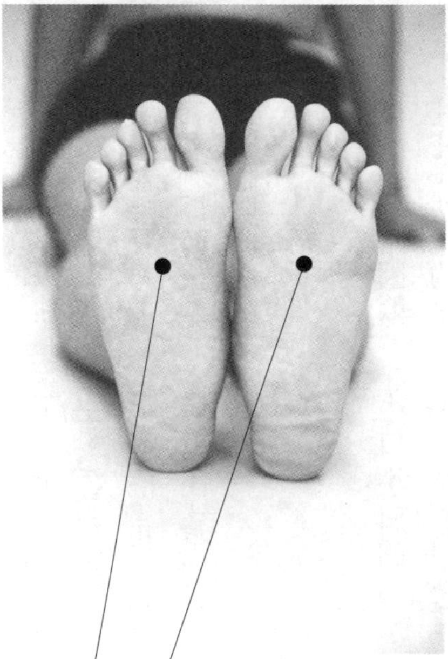
湧泉穴
足趾不算，在腳底正中線的上1/3與下2/3的交點。

## 一、浸泡的種類

1. 溫水泡：熱水的溫度要夠熱，但以不會燙傷為原則，大約攝氏四十五度左右。

2. 鹽泡：溫水中加入二大湯匙鹽巴，鹽有消炎、殺菌、通大便的效果。

3. 薑泡：溫水中加入幾塊打扁的老薑或生薑，薑有散寒、除濕的作用。

4. 酒泡：溫水中加入一瓶米酒，或用其他酒類均可，筆者曾用過高粱、威士忌等來泡，各有其特殊的香氣薰人，並能促進循環。

5. 檸檬泡：溫水中加入二個切片的檸檬片，其特殊的氣味可順氣提神、預防感冒。

6. 醋泡：溫水中加入三大湯匙白醋，可中和體內的酸、滋潤皮膚。

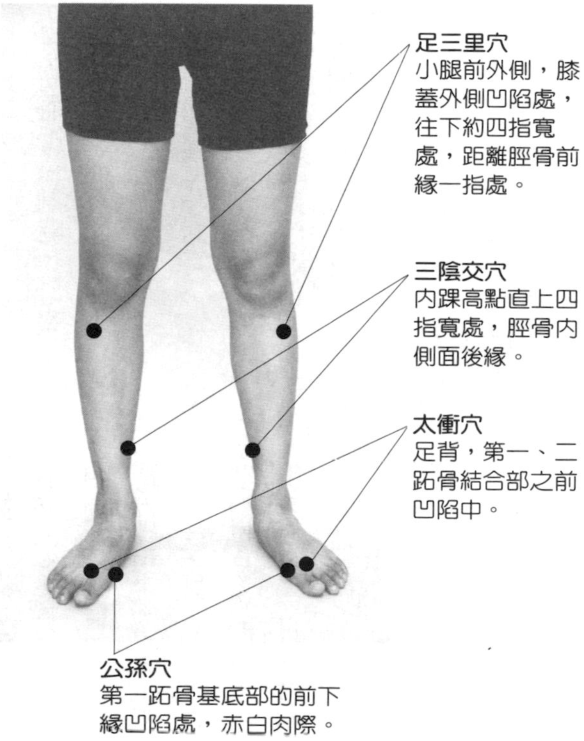
足三里穴
小腿前外側，膝蓋外側凹陷處，往下約四指寬處，距離脛骨前緣一指處。
三陰交穴
內踝高點直上四指寬處，脛骨內側面後緣。
太衝穴
足背，第一、二跖骨結合部之前凹陷中。
公孫穴
第一跖骨基底部的前下緣凹陷處，赤白肉際。

二、注意事項

1.準備一個大且深的水桶，水位要能浸到小腿一半以上為原則。

2.不能因桶小而斜放雙腳，要能舒適平放於桶底，才不致於抽筋。

3.浸泡時間約三十分鐘，若水涼得快，中間可加熱水一～二次。

4.浸泡前後宜喝一杯水，以利新陳代謝及體液的補充。

5.飯前一小時及飯後一小時，不要浸泡，以免影響食慾或消化。

6.扭傷紅腫期間，或有傷口，不可浸泡，以免刺激傷口發炎。

7.有高血壓、氣喘、心臟病者，浸泡時間宜從十五分鐘開始，若無不適再增加浸泡時間。

8.浸泡後若流汗不可立刻出門，因為此時毛細孔大開，若吹風容易感冒，應擦乾汗水，休息一下，再外出。

9.以上每一種材料均有促進新陳代謝、加強體內循環與消除疲勞等功用，全年每一天均可浸泡，特別是對常常失眠的朋友，很有幫助。

中國傳統醫學常說「病在上則治下」，上下平衡，身體就沒有毛病，這是多麼簡單易做的保健方法，讀者何妨今日就買個桶子一試！

## 游泳須知

游泳是一個頗佳的全身運動，但水的本性很寒，泡在水裡過久，會使血管、神經收縮凝滯太過，反而造成體內缺氧、體溫降低及血循環不佳。（溫水游泳池也是一樣）

建議每小時就得上岸一次，上岸後儘速擦乾身體，自我按摩一下全身，並喝些熱飲，休息一下讓身體自我調整一番，再下水，以免水的濕冷對筋骨關節影響過大。游泳過後切忌吹到風，因為此時身體的毛細孔及百骸盡開，筋骨肌肉容易受到風邪侵入，演變成風濕。

## 旋轉足踝防扭傷

久坐辦公室的人，足部循環不佳，尤其是婦女朋友因職務關係，往往得穿高跟鞋，出外辦事一忙一急之下，很容易就扭傷足踝，寸步難行。

事實上，在上班的空

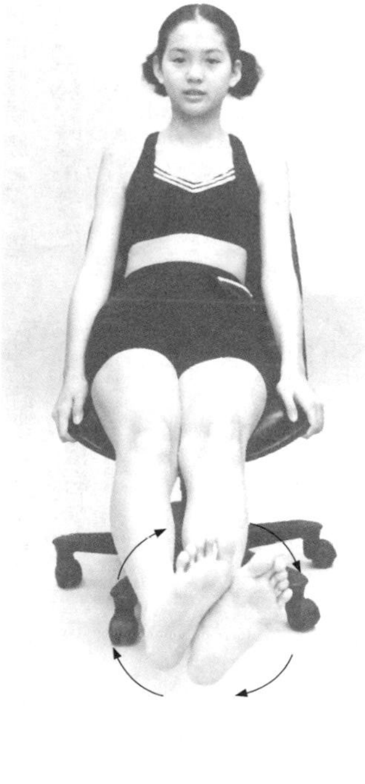

**預防扭傷運動**

坐著，雙腳旋轉足踝，轉的時候膝蓋不要彎曲。

檔、午休、下班前，坐在位子上，常旋轉足部正反各三十六圈（雙腳同時旋轉同一方向，轉的時候膝蓋不彎曲。），就不至於時常發生摔倒受傷等意外。記得各種運動之前，先做此小動作，也很有效。

## 絲巾預防冷氣病

現代辦公室為了空調的順暢，通常設計有許多出風口，雖然每個出風口都有裝置逐漸擴散的葉片，但對於長時間在辦公室工作的上班族來說，往往因出風口就在頭頂或左右，日久受到冷氣的浸淫，以致常常頭痛、肩頸痛或鼻子過敏等等。

尤其每一個人所感受的冷氣強度不同，對於體質虛寒的婦女朋友，更是一大傷害。建議將一條絲巾，圍在脖子上或塞在衣領下（從外表看不見，不影響上班的觀瞻。），再喝個桂圓紅棗茶，補個血氣，就可減少體溫的流失和冷氣的傷害。

## 前滾翻打通任督兩脈？

如果能夠每天做十個前滾翻，對身體的健康大有助益，這種小時候的本能，可以使身體後正中央線的督脈，藉著滾動，連接上身體正中央線的任脈，形成一個圓融的能量，貫穿整個中樞神經系統的傳導，影響全身所謂「打通任督兩脈、百病全消」。

滾動時又可使腦部分泌較多的腦內啡（Endorphin，身體自然合成的體內嗎啡無副作用，俗稱快樂的荷爾蒙），腦內啡不但可止痛消炎，又可讓人心情愉快，樂觀面對現實生活所遭遇的挫折，何樂而不為？

惟練習時，記得鋪個塑膠墊子，先活動一下筋骨，並把頭部盡量往胯下鑽，且用後腦勺著地，就不會受傷。

**打通任督二脈氣功運動**

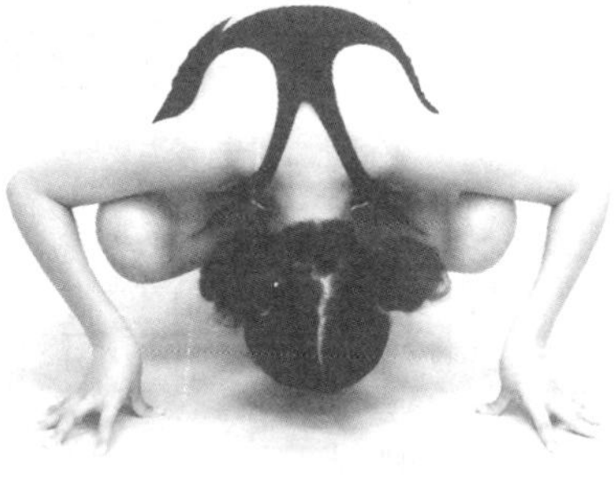

「前滾翻」氣功式一（彎腰、低頭、縮腦、向前翻。）

## 健康檢查的盲點

現代醫療科技仍然有其瓶頸，像臨床上很多健康檢查指數都正常，但各種不舒服的症狀仍然存在，例如頭痛進行腦波或電腦斷層檢查，胸痛作心電圖，腹痛作X光透視，胃痛照胃鏡等等，檢查報告常是「無異常現象」，但頭痛、胸悶、心悸、脅下抽痛、腹痛、腰酸背痛等等，依然揮之不去。

甚至於固定作健康檢查的人，幾個月後卻又發現得了癌症，這是因為癌細胞在長成一公分大小需約九年的時間，而一公分以下的大小是很難被檢查出來的。

沒有一種檢查可以百分之百成功的找出問題所在之處，檢查正常並不代表沒病，讀者應相信自己不舒服的感覺，多找幾個有經驗的醫師診斷，並尋求中西醫聯合會診治療，最為妥當。

## 寒嗆

不論在室內或室外，有時會突如其來覺得背心涼颼颼的，並莫名其妙地打個噴嚏或寒嗆，當時還在懷疑自己是否得到感冒？其實在這時候，感冒病毒已經侵入身體的表層，緊接著就會逐步深入體內各個部位，隨後鼻子就會開始流鼻水，全身頓時酸痛起來，此時終於確認自己已罹患感冒。

如果在打寒顫的當下，馬上喝一碗熱騰騰的蔥花稀飯，然後鑽進厚重溫暖的被窩裡，悶出一身汗來，感冒病毒即隨汗而出，也就不藥而癒。否則只要未好好處理，感冒一定會拖很久才會好。

## ◎氣色診斷

我們寒喧的時候，常說：「您最近的氣色真好！」或者開玩笑的說：「您印堂發黑，小心有什麼事情要發生了。」這也就是說我們的行為、身體內，若有什麼變化或疾病，就會顯現在臉孔和體表上。

望診乃是老祖宗的智慧與經驗，其中包括了醫療（疾病的處理）、風水（環境的改善）、算命卜卦（心理的調整）等等，其實都符合現代醫療的目標和範疇，只是後代許多不肖業者，用來欺騙斂財，忽略了老祖宗整體且又有效地幫助人的目的。

在中國傳統醫學方面，望診更是中醫診斷的第一個步驟，所謂「望、聞、問、切」是也。在病人踏入診所與醫者會面的第一步，如果醫者能一語道出病人的困擾之處，將可使病人對醫者產生最大的信賴感，因而提高數倍療效，遠遠超過藥物所能帶來的作用。

在這裡筆者僅從臉的青赤黃白黑五色做一點簡單的描述，希望讀者也可透過臉色的變化，自我診斷，所謂「預防勝於治療」，若心裡有所疑問，能盡早進一步求醫，以得到較好的療效。

### 一、臉色鐵青

●發怒時，人受到強烈和不良的刺激，神經中樞喚起了體內機體的應急本能，此時交感神經興奮，心跳的搏動速度加強、加快，支氣管平滑肌舒張，因而使肺活量增加，以應付當時的狀況。

- 如長久走在風雪當中（爬山、工作等。），寒氣侵入肌表較久時。
- 身上沒有什麼毛病突然臉發青，提示受到驚嚇。
- 臉色青且蒼白，表示體內有劇痛或瀕臨休克狀態。
- 婦女面青者，提示肝強多怒（肝功能異常）、脾弱食少（消化系統不佳）、月經不調。
- 面青灰且口唇青紫，表示小循環心血瘀阻，可能有心胸刺痛、胸痲痺等現象。
- 臉色青且煩躁易怒、兩肋間脹痛，表示有較嚴重的肝病，如肝炎、肝硬化等。
- 青黑且手腳四肢冰冷，表示可能中毒（如中了農藥、砒霜之類的毒。）

## 二、小兒面青

- 小孩臉色青白、半夜哭鬧、手腳冰冷、不想吃奶，且彎著腰不願伸直，表示脾胃腹部受寒。
- 小兒高燒、臉色淡青，大多在鼻柱、兩眉間和口唇周圍呈現更明顯的青色，表示發生急慢驚風的前兆。
- 臉色青且抽搐，乃高燒後轉成風邪，表示小兒急驚風。

## 三、臉色發紅

- 發怒、情緒激動時。
- 飲酒後，通常兼有目赤（眼白血絲多）現象。

●洗澡剛出浴池時，臉紅且神情慵懶。

●長時間行走於大太陽下，口唇乾。

●長年在露天下作業，紅中帶黑而比較蒼老，如勞工朋友。

●劇烈運動後，臉紅、汗多、呼吸急促。

●害羞時紅到脖子根，頭通常低低的。

●臉紅且一下子白一下子紅，脈搏跳得很快，表示慚愧心虛、做錯事時。

●得意、很高興的時候。

●發燒時：如流行性感冒發燒時，血管擴張、充血，血液內氧化血紅蛋白濃度增高。

●臉紅且有針頭大小的點狀紅色斑疹，表示皮膚層毛細血管或粘膜小血管出血所致，如果嚴重的話可能是紫斑病，原因大多為血小板減少、再生不良貧血、血管炎或組織萎縮等。

●臉紅且午後顴骨發紅，提示虛熱、陰虛火旺，一種體內低燒狀態。

●臉紅且兩頰發紅，口唇紫紅，表示可能患有嚴重心臟病。

●臉紅且鼻內乾乾的，眼睛痛，表示胃腸實熱，可能有腸胃發炎現象。

●臉紅的像化妝，嫩紅帶白，顏色看起來失真，忽來忽去，眼睛往上翻，表示危症、重病。

●臉紅且胡言亂語，大熱不斷，全身發燙，表示高燒危症。

●鼻子兩旁、兩頰出現蝴蝶形紅色花斑，提示可能患有紅斑性狼瘡，此乃膠原病的一種，是一種自體免疫功能失常，即不明因素對人體的影響，對自己組織產生自相排斥作用，常伴有高燒、皮膚發疹、關節紅腫疼痛、強烈腹痛及下痢等，特別容易發生在二、三十歲的婦女朋友上。

●面呈櫻桃紅：一氧化碳中毒時，其臉色及黏膜呈櫻桃紅。

●臉色紫紺（深青中透紅）：提示充血性心力衰竭、休克、心血管疾病，其毛細血管內血液所含的還原血紅蛋白增多，而氧化血紅蛋白減少所致。

## 四、臉色病黃

●面黃、眼白血絲多，左右脅下痛又脹滿，表示脾胃內熱，有發炎現象。

●面黃枯瘦，表示胃病虛熱，類似慢性胃炎。

●面黃發熱、身體沉重又痛，表示可能中了熱感冒，濕熱重在表層。

●面黃、身体虛胖，表示體內濁水過多，痰濕重。

●面黃、眼鞏膜發黃、全身皮膚皆呈現病黃，表示黃疸（肝炎、膽囊炎、肝硬化、肝癌）。如果其顯現的黃色鮮明像橘色，為濕重、體內發燒（陽黃）；如其黃色像煙燻，濁濁的黃，為濕重、體內寒積（陰黃）。

●面色暗黃間有紅點及血絲，表示肝硬化腹水。

●面色萎黃、肌瘦、精神差，表示脾胃消化功能欠佳、氣血不足。

●臉上的顏色轉成黃而明潤，表示病情減輕、將要痊癒的前兆。

●面黃唇白，表示腹部虛寒，常常腹瀉。

●鼻尖青黃，表示淋病小便困難。

- 婦女的臉像被燻黃一樣，表示月經不調。
- 嘴角下巴暗黃，表示重病危候。
- 面黃且皮膚較黃，表示甲狀腺機能減退或肝功能異常，導致胡蘿蔔素代謝發生障礙。

## 五、臉色蒼白

- 身體沒有毛病而臉色蒼白，表示突然受到驚恐（血管急速收縮）。
- 頭暈、貧血、嚴重貧血、惡性貧血（血液中血紅蛋白含量過低）。
- 長年在室內工作者，臉白白淨淨的，手腳亦是白晰乾淨。女生常被誇獎「皮膚好好，好白耶」，男生常被戲稱「書生」或「相公」。
- 饑餓寒冷無力的時候，譬如在寒冷氣候長時間登山健行。
- 突然臉色蒼白、冒冷汗、呼吸急促，表示陽氣暴脫、休克暈倒的前兆。
- 臉白且痰稀稀的、鼻流清涕清水，表示屬於受寒型感冒、咳嗽。
- 臉白且腸鳴（肚子嘰哩咕啦的叫）、腹部發脹、腰直不起來、四肢冰冷，表示腹內受寒而腹瀉。
- 臉白但消瘦、顴骨紅紅的、嘴唇亦紅、盜汗，表示內心煩熱、失眠、陰虛火旺。
- 臉頰出現乾燥淡白色斑，表示肚子裡可能有蛔蟲。
- 臉、手或身體出現白斑，白斑的產生通常呈對稱性顯現，但沒有特別不舒服的症狀，偶有微癢，白斑內的毛髮也會變白，表示白斑症（白癜風症）。白斑症的發生，可能與內分泌荷爾蒙及神經系統的機能障礙有關。

●頭髮皮膚蒼白：白化病，遺傳性黑色素新陳代謝異常而缺少黑色素。

## 六、臉黑膚黑

●經常暴露於日光（紫外線）之下，黑色素沉著。如游泳、建築工地的勞工朋友等。

●阿迪森氏病，其腎上腺皮質機能減退，腎上腺皮質激素減少，加上腦下垂體過度分泌促進黑色細胞激素，結果使皮膚變黑。

●妊娠懷孕後卵巢機能改變，性激素興奮黑色素細胞和孕酮，使黑色素增加。

●食物中的重金屬，沉著於皮膚，使黑色素增多。

●兩邊顴骨也黑得較明顯，表示可能有腎臟病，如慢性腎上腺皮質功能不全、慢性腎炎等。

**※眼眶周圍有黃褐黑色斑（肝斑）**

●肝病患者，肝臟對性腺激素的衰退，因而雌激素相對增加，促使黑色素增多。

●臉黑乾而焦，牙齒枯黃，表示長期疲勞、有虛火太久，影響到腎功能。

## ◎其他

### 長期吃冰易得風濕病

如果您晨起時，雙手的手指有些僵硬，甚至於不太能握；或覺得腰很沉重，無法馬上轉身側臥；或頭重的像戴鋼盔一樣；或者覺得鞋子變小，雙腳脹脹麻麻的，那就要注意囉！

目前愈來愈多的人有這些「濕重、麻痺」的現象，最大原因可能是現代人吃冰品、冰飲料太方便，而且都是晚上吃，結果造成整個夜裡循環不良，嚴重者變成風濕病、關節炎，不易根治。假如不是長期喜歡吃冰品，那麼可能是心臟衰弱無力，血液迴流不順，以致末梢循環不佳引起腫脹。

若想加以改善，最好少吃冰，多吃能除濕或芳香類食物，如四神湯、薏仁、紅豆湯、芫荽（香菜）、紫蘇葉、九層塔、茴香、胡椒、陳皮、肉桂、薑皮、白扁豆、桑茶（桑葉桑枝煮茶）等，並在睡前用雙掌以繞圓圈的方式，至少自我按摩全身的關節一遍。

## 最佳減肥法

三十五歲以後，人體內各個機能逐漸老化，脂肪很容易囤積，肥胖變成中年人共同的語言，各種減肥的用具、健康食品充斥市面，可是就沒有一種特別有效且無副作用的方法，這時候不妨試試最古老、最自然的良方「每天大步快走三十分鐘」。

因為邁開大的步伐快走，可促進腸胃的內在蠕動，避免脂肪囤積與便秘的發生，亦能使心肺活動力量加大，以提供肌肉更多的氧氣，也間接消耗了多餘的熱量。只要持之以恆，一定青春再現。

## 郊遊露營備雄黃

夏天蛇蟲出沒機會多，至上山郊遊露營時，倘若被咬傷，很令人傷腦筋。在出發前，不妨至中藥房購買一些雄黃、乾薑（等量為末），用透氣的紙包裹，裝入紅色的錦囊或絹袋中，放在身上的口袋裡或背包外的帶子上，紮營時則放幾個在營帳周圍，毒蛇遠遠一聞其氣（雄黃的味道），就會趕緊避開。

記得男佩左邊，女帶右邊，傳統習俗認為這樣較能發揮作用，並可帶來好運氣與避邪。（男女左右邊的身體磁場強弱不一樣）

## 雙手按摩有益健康

坊間充滿了各式各樣的按摩器材，有塑膠做的，有木造的，有電動的，或鐵製品，但是大家還是最喜歡用雙手按摩的味道，為什麼？除了喜歡手指紮實有彈性的感覺外，因為當我們用「手」用力按壓時，手會放射「熱能」，這種能量中醫叫做「氣」。

中國大陸專門研究氣功的單位認為，其主要的放射能為遠紅外線，所以會讓被按摩的人覺得特別舒服和有效，非常不同於一般硬梆梆的按摩器材。

在此奉勸作晚輩的多幫父母按摩，必定一家和樂健康。倘若自覺本身沒什麼力氣，可在按摩前喝一、二口醇酒，如高粱、紅葡萄酒之類，定能如虎添翼。

## 怎樣消除疲勞？

早上起來後，即作十分鐘「柔」的伸展運動，如拉筋、彎腰、搖擺臀部、柔軟體操、太極拳、達摩易筋經等軟性動功，能暢通血液循環，消除一整個晚上大地降溫的寒氣，避免筋絡潮溼、身體僵硬疲勞。

晚上睡覺前，同樣再作十分鐘柔的運動，亦可消除一整天工作所累積的疲勞，去除體內累積的酸，減少疾病產生。

## 飾物的影響力

自古至今，中國人深受五行「木、火、土、金、水」的能量學說影響，認為依本人的生辰八字，即從出生的年月日及時辰，可算出自己命裡特別欠缺五行中的某一種能量，或被其中一種能量剋制。很多人深信，只要運用得當，就可有效的幫助本身的運氣、力量或健康。

尤其婦女朋友們，最在意身上穿戴的飾物，不僅要漂亮高貴，且希望擁有神秘的力量。她們相信既然現代的雷射、紅外線能量可以來自一顆小小的礦石，如果戴對寶石飾品，亦可發揮無形的影響力、致命的吸引力等，這樣的論點，似乎符合中國傳統民俗的一些經驗法則。

但很多朋友雖然已由算命者告知自己命裡缺什麼、怕什麼，卻往往不是很清楚眾多飾物的屬性，到底屬木或屬水？這裡提供一些前人經驗，也許對愛好此道的朋友有所助益。

從飾物的本質來分，屬木的飾物：植物的種子、核果、木雕刻物、綠色物品等。屬火者：相思豆（孔雀豆）、鑽石、紅寶石、陶瓷飾物、紅色物品等。屬土者：玉石、瑪瑙、寶石、礦石、琥珀、黃色物品等。屬金者：黃金、白金、銀、鐵等金屬製品、白色物品。屬水者：無患子（鬼見愁）、動物的角、骨或牙（現因保護動物，已不用。）、珍珠、水晶、合成的塑膠製品、黑色物品等。

惟提醒各位幾句話，飾物也許有很大的作用（物質的、心理的。），但戴錯了也卻有很強的反效果，例如「玉」是整座山的精華與能量所在，一座山當中往往只能挖出一塊小小的玉，倘若命裡怕「土」的人，戴了一塊玉在身上，就好像扛了一座山在身上，好比孫悟空被壓在五指山下，完全動彈不得，怎麼能夠發揮助力。

另外像體質虛寒、怕冷的人，體內水的質量已太多，多半怕「金」的能量與飾物，因為金會生水，使水更多而泛濫作怪，不適合戴金項鍊、金戒指等；應配上鑽石或紅寶等，加強火的力量。

另外，飾物到底適不適合你，我們可用一個簡單的方法來辨識，那就是將此飾物放在雙掌之中，靜下心來，深深地、緩緩地呼吸，集中精神，用雙手去感覺該飾物，因為雙手的感覺器官非常靈敏，且較能發揮和集中全身的「氣」。倘若過了一段時間，雙手會麻麻、脹脹的，似乎有能量引動你的感覺，表示這個飾物對你有用，可選來佩帶。

但其實最重要的是自己內在的努力、專注的信心、多多行善與樂觀的心情，才能化成最強的力量。

## 中醫八種治療原則

幾千年來中國傳統醫學根據長期對抗疾病的經驗，形成了八種獨特的辨證論治的治療方法——「汗、和、吐、下、消、清、溫、補」，能「疏導」病毒排出體外，或「平衡」身體內各個系統，治好疾病。

當疾病侵入人體的體表（表層），如我們感冒時，病毒會先束縛住全身的循環，因此會感到頭痛、脖子緊、全身酸痛及畏寒怕風等，這時候中醫常會用可「發汗」的湯藥，如桂枝湯、香蘇飲、麻黃湯等，然後再喝一碗熱乎乎的稀飯，再蓋上棉被，幫助身體發汗，只要病毒隨著汗排出體外，病就好了大半，所謂「汗出而解」。

當疾病侵入身體半表半裡之間（體表與內臟之間），出現忽冷忽熱、胸脅苦悶脹滿、沒有食慾、心煩、想嘔吐等現象時，中醫常會用可「和解」的湯藥，如小柴胡湯、柴胡桂枝湯等，有效解決重複發燒發冷的問題。

如果疾病卡在上焦（橫膈膜以上的部位），如逆氣上衝咽喉、痰凝阻塞、呼吸不順、胸中有寒飲，或食滯消化不良、吐酸水、噯腐氣，中醫常會用可「嘔吐」的湯藥，如瓜蒂散，使胸喉中毛病一湧而出，讓病源不必經過漫長的腸胃道才能排除，所謂病在上者因而越之。

假如疾病侵入裏分，病人口燥咽乾，飲食停

滯，大便不通，舌胎黃且粗糙有裂紋，或乾黑起芒刺，脈搏實大有力，甚至於發高燒、神昏、口中亂說話，中醫常會用可「腹瀉」的湯藥，如調胃承氣湯、小承氣湯、防風通聖散、大柴胡湯等，所謂「下法」就是攻下以救急，讓病毒很快地由腸胃道排出去。

倘若病人因長時間外受風寒，內裡鬱悶、壓力大，致使氣血凝結體內，以致日久結成積聚癥（有形或無形之硬塊，現代則稱為腫瘤），中醫常會用可「消導」的湯藥，如膈下逐瘀湯、桂枝茯苓丸、越鞠丸、五積散等破瘀血藥、破氣藥，逐漸消掉硬塊。

假使病人有熱症，如感冒引起的發高燒，或長期在太陽下、廚房、鐵工廠等燥熱場所工作招致的熱病，或中暑等，中醫常會用可迅速「退熱」的湯藥，如白虎湯、竹葉石膏湯等，所謂熱病用寒藥清之。

如果病人脈搏微弱，手腳冰冷無力，新陳代謝低落，微循環很差，上氣不接下氣，有內外俱虛、陽氣不足的現象，中醫常會用可「溫暖身體」的湯藥，如乾薑附子湯、理中湯、真武湯等，來強心、旺盛內臟及各個系統，使循環變好，所謂寒病熱藥溫之，服後身體必定暖和起來，病也就好了大半。

體質虛弱的人，中醫常會用可「滋補」的湯藥，如缺血者用四物湯、歸脾湯等，如氣虛者（氣氣不足、免疫力低者）則用四君子湯、補中益氣湯等；如氣血兩虛者，則使用十全大補湯、八珍湯、人參養榮湯等，來改善體質。

總之，已實行數千年的中國傳統醫學「辨證論治」，是根據當時疾病發展的過程中，病人所呈現的「症狀」，對於不同病人的體質與體力，施予適當的方法及藥方。相較於現代醫學對不同的病人得到同一種病，只給同一種藥的作法，所造成的結果，往往會有截然不同的療效，及較少的副作用。

‧新健康食譜‧

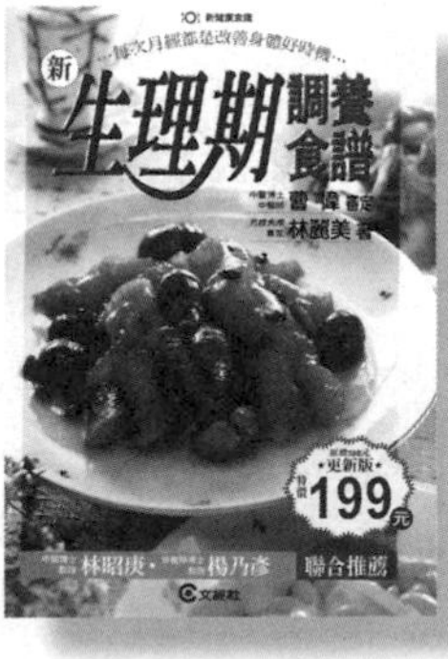


# 「新」生理期調養食譜

月經食療專家 **林麗美** 著

**台灣第一本權威生理期食療食譜**

西醫不講究坐月子和月經調養，所以西方女性在生育後提早老化，筋骨衰弱、腰酸背痛，苦惱不堪。東方人懂得調養，固根本，所以少受苦。本書就女性生理期各種症狀、體質需要，提供完全改善食譜。

本書有四大特點：

- 改善各種生理期症狀，不再煩惱
- 怎麼補？補什麼？
- 材料簡單，人人可做
- 一生受用

作者是國內第一位研究月經調養的專家，全書有80道家常月經調理餐，對月經症候群、月經失調、增強免疫力等問題都有良好成效，並且依照初潮期、經期、非經期等三階段及體質變化設計不同的調養方式。

■特價199元

國家圖書館出版品預行編目資料

10分鐘保健康／吳建勳編著．——第一版．
——台北市：文經社，1999〔民88〕
面；　公分．——（文經家庭文庫；71）
ISBN 957-663-250-1（平裝）

1.健康法　2.家庭醫學　3.婦科　4.育兒
411　88014831

文經社

文經家庭文庫 71

10分鐘保健康

著 作 人—吳建勳
發 行 人—趙元美
社　　長—吳榮斌
企劃編輯—梁志君
美術設計—王小明
出 版 者—文經出版社有限公司
登 記 證—新聞局局版台業字第2424號
＜總社・編輯部＞：
地　　址—104 台北市建國北路二段66號11樓之一（文經大樓）
電　　話—（02）2517-6688（代表號）
傳　　真—（02）2515-3368
E-mail—cosmax66@m4.is.net.tw
＜業務部＞：
地　　址—241 台北縣三重市光復路一段61巷27號11樓A（鴻運大樓）
電　　話—（02）2278-3158・2278-2563
傳　　真—（02）2278-3168
郵撥帳號—05088806文經出版社有限公司
印 刷 所—松霖彩色印刷事業有限公司
法律顧問—鄭玉燦律師　（02）2321-7330
發 行 日—1999 年 11 月第一版 第 1 刷
　　　　　2003 年 3 月　　　 第 5 刷

定價／新台幣 180 元　Printed in Taiwan

文經社

文經社

文經社

文經社